SHODENSHA
SHINSHO

コレステロールと中性脂肪で、薬は飲むな

大櫛陽一

祥伝社

はじめに

この本は、健診で「高脂血症《こうしけつしょう》」や「脂質異常症《ししついじょうしょう》」と言われた人の心配を取り除くために書きました。高脂血症というのは、血液中の脂質（コレステロールや中性脂肪など）が多すぎる病気のことです。

従来の健診では脂質《ししつ》として、「総コレステロール」、「HDLコレステロール」、「中性脂肪」が測定されていましたが、2008年4月からスタートした特定健診では「総コレステロール」が「LDLコレステロール」に代わっています。また、HDLコレステロールは低いと異常とされているので、「高脂血症」では違和感があり、「脂質異常症」とされたのです。

コレステロールとは

総コレステロール＝LDL＋HDL＋VLDLです。LDLは低比重リポ蛋白《たんぱく》(Low Density Lipoprotein)、HDLは高比重リポ蛋白(High Density Lipoprotein)、

ＶＬＤＬは超低比重リポ蛋白（Very Low Density Lipoprotein）の略称です。ＶＬＤＬは０・２×中性脂肪で近似できます。コレステロールは油性で血液と馴染みにくいので、水性のタンパク質で包まれています。この状態がリポ蛋白です。

コレステロールの比重はタンパク質に比べて軽いので、コレステロール成分の多い方が低比重で、タンパク質成分の多い方が比重は重いのです。性別や年齢により少しは異なりますが、総コレステロールの約60％がＬＤＬ、約30％がＨＤＬ、約10％がＶＬＤＬです。

コレステロールは体に必須の物質で、細胞膜、神経細胞、ホルモンなどの原料です。けっして、体に悪い物質ではありません。体に配られるコレステロールはＬＤＬで、その8割は肝臓で作られ、2割が食事から採られています。食事で採る量が増えれば肝臓で作られる量が少し減らされて調整されますので、コレステロールの多い食事を食べ続けても一時的にコレステロール値が上昇するだけで、数ヵ月すると元に戻ります。

体にはＬＤＬの濃度を測定するセンサー（ＬＤＬ受容体）があり、常に必要な濃度に保たれているのです。人間の体は常に新陳代謝を繰り返しており、消化管粘膜は1週間で、赤血球は3ヵ月で入れ替わります。古い組織は破壊されますが、その中に含まれているコレステロールはＨＤＬの形で肝臓に回収されて、リサイクルされます。

コレステロールが高すぎる人は心筋梗塞での死亡率が高く、低すぎると免疫力が低下して、ガンや肺炎にかかりやすくなります。米国人の死亡原因のトップは心筋梗塞で、高コレステロールに気を付ける必要があるとされていました。しかし、２００６年以降に発表された欧米での研究結果で、糖尿病、血液透析患者、心疾患や脳卒中の既往歴のある人などハイリスクと考えられていた人に対して、薬剤でコレステロールを下げても、心筋梗塞を予防できないことが分かりました。従って、低リスクの人では、コレステロールを下げる必要が全く無いとされています。最近の遺伝子解析で、５００人に１人いる遺伝的にＬＤＬ受容体の機能が低下する家族性高脂血症は95種類あることが判明しましたが、心筋梗塞に関係するのは、その内の14種類のみであることが報告されています。

日本人では死亡原因のトップはガンで、高齢者では肺炎による死亡率も高いので、低コレステロールに注意する必要があります。日本人の心筋梗塞死亡率は欧米の4分の1程度で、詳しい分析でも大部分の人が低リスクであることが知られています。日本人では、コレステロールの高い人が元気で長生きです。2010年に、日本脂質栄養学会と共同で「長寿のためのコーレステロールガイドライン」を発行しました。

中性脂肪とは

脂肪は油性で血液と馴染みにくいので、水性のグリセリンで包まれています。この状態が中性脂肪です。トリグリセライドとも呼ばれています。人間のエネルギー源は食事です。食事に含まれる炭水化物、タンパク質、脂質がエネルギーの3要素です。炭水化物とタンパク質は1gで4kcalのエネルギーを蓄えますが、脂質は1gで9kcalを蓄えることができるのです。従って、体に重力の負担を少なくしてエネルギーを蓄えるためには、脂質で蓄えるのが効率が良いのです。

日本人の食事から摂取するエネルギーの60%を占める炭水化物は消化されてブドウ糖になり、筋肉や脳のエネルギー源となります。余ると一部はブドウ糖の固まりであるグリコーゲンとして肝臓などに蓄えられますが、大部分は脂肪細胞で中性脂肪となって蓄えられます。グリコーゲンは約8時間分、中性脂肪は約55日分の基礎エネルギーを蓄積できると言われています。これらは、食事と食事の間や夜間のエネルギーとして使われます。

中性脂肪と病気との関係は、ほとんどありません。少ない人は食事の量を多くすれば、すぐに高くなり、高い人は、食事の量を減らすか、空腹時の運動により、簡単に下がります。治療を必要とするのは、1000㎎/dl以上と極端に高くなったときに、膵《すい》臓《ぞう》への負担を減らすために下げる場合です。家族性高脂血症の人は、食事や運動にかかわらず高くなると、薬物治療を必要とする場合があります。

特定健診の問題

各検査項目の正常範囲が変更となっています。この正常範囲については大いに問題があります。特定健診の対象者である40〜74歳の人の、実に男性の7割、女性の6割が「脂質異常」とされてしまうのです。

さらに、男性の35％、女性の30％が脂質項目のみで「受診勧奨《じゅしんかんしょう》」と判定され、医療機関での受診が勧められます。日本の現状では、医療機関で受診するとほぼ全員に薬が処方されます。医師はいちいち説明するより処方箋《しょほうせん》を書く方が時間が短くてすみます。患者心理としても、医療機関で受診して、「運動しましょう」とか、「食べすぎに注意しましょう」と分かり切ったことを言われるだけで、薬なしで医療費を請求されても納得できない人が多いのではないでしょうか。

しかし、薬には副作用がつきものです。特に、脂質関係の新しい薬は効果が強くなっていると同時に副作用も強くなっています。最も新しいコレステロール低下薬であるストロング・スタチンでは、1年程度の治験期間中に、副作用の発症する率が30％を超えています。スタチンは脳関門を通過することが分かり、従来の筋肉痛や横紋筋融解に加えて、認知障害、うつ、記憶消失、睡眠障害などの中枢系での副作用が報告されるようになりました。

スタチンという薬はノーベル賞級のすばらしい薬で、家族性高脂血症の特効薬です。しかし、家族性高脂血症は人口の０・２％しかいないため、高脂血症という病気が作り出され、必要のない多くの人を対象として売上が伸ばされたのです。ノーベルが開発したダイナマイトも、工事用に使われれば人類の幸福に役立ちますが、戦争に使われているため悲惨な事態を招いているのと同じです。

この本では国際的な基準や、日本人のデータの科学的な解析から薬の必要性について説明しています。きっと、セカンドオピニオンとして役立つでしょう。現在すでに脂質関係の薬を飲んでいる人は、中高齢者の5人に1人程度と報告されています。薬を止めたいと考えている人にも参考になるはずです。

このように無駄で危険な医療が横行している背景に、医師と製薬企業の経済的関係が指摘されています。いわゆる利益相反です。この問題は脂質だけではなく、メタボリックシンドロームや高血圧などにも共通しているのです。無駄な医療により必要な医療が圧迫されています。消費税や国民負担をこれ以上増やす前に、これらの危険かつ無駄な医療を改めなければなりません。欧米では、2004年に利益相反に対する批判が起こり、改善されていますが、日本では2011年にやっと情報公開体制が整備されつつあるところです。

この無駄な医療費は科学的に検証されたものだけで、年間数兆円に達するのです。この金額があれば医師を2倍に増やしたり、救急病院を整備したり、長期療養病床の削減を中止したり、低所得者や高齢者の保険金や自己負担金を減らすことができるのです。このような医療問題や社会問題に興味のある人にも参考にしていただきたいと思います。

コレステロールと中性脂肪で、薬は飲むな

目次

第四章　中性脂肪に薬はいらない

第五章 まちがいだらけのメタボ情報に惑わされるな……137

第一章　メタボ健診は、健康な人を病人にする罠《わな》

メタボは健康な人を病人にするための罠である

2008年4月から特定健診が始まりました。従来の市町村健診と職場健診に代わって、健康保険組合が実施主体となっています。健診の目的は、個人の疾患の早期発見から、医療費抑制となりました。健診の内容は、メタボリックシンドロームを発見する項目が中心となり、このため特定健診は、別名メタボ健診とも呼ばれています。

メタボかどうかの特定は、まず腹囲が男性では85㎝、女性では90㎝を超えることです。次に、高血圧（上が130㎜Hg、または下が85㎜Hg以上）、脂質異常（中性脂肪が150mg/dl以上、またはHDLが40mg/dl未満）、高血糖（空腹時血糖値が100mg/dl以上、またはHbA1cが5・2％以上）の1つで予備群、2つに該当するとメタボとされます。

メディアが騒いでいるのは腹囲の基準です。男性が女性より厳しい基準を採用しているのは日本だけです。男性の85㎝というのは、ちょうど平均値であり、もともと男性の半数をメタボとする意図があったものと指摘されています。この基準作りの主導者は、問題のコレステロールの基準を作った人物なのです。国際糖尿病連合は、日本の基準を否定して、男性90㎝、女性80㎝としました。また、その測定位置もおかしいのです。国際的には、肋骨と腸骨（骨盤）の間で計るのですが、日本ではヘソの位置で測定しています。ヘソの位置で測定すると女性では腸骨を計ってしまい、内臓脂肪との関係はないのです。

しかし、最も問題とすべきことは、メタボ健診により、健康な人の過半数が病人にされてしまうことです。メタボ健診の判定では、21ページの表のように2つの基準が使われています。一つが保健指導判定値で、もう一つが受診勧奨判定値です。健診項目の一つでも受診判定値を超えると、医療機関での受診が勧告されます。これらの基準に問題があることは、先ほど説明したとおりです。全国70万人の健診結果を見てみると、男性の6割、女性の5割に受診勧奨が出されることになります。

日本の医療の現状では、外来受診ということは、薬をもらいに行くことになります。つまり、製薬企業が潤い、より多くの天下りを受け入れたり、基準を作ってもらった学会や医師へより多くの寄付金が届けられることになるのです。もし、メタボ健診の受診率が100％で、受診勧奨とされた人が全員医療機関へ行くと、医療費が5兆円増えると推計されます。こうなると危機に瀕している公的医療保険はパンクしてしまいます。人口の過半数が薬剤を服用すると、大規模薬害も懸念されます。

実は、メタボ健診の基準を超えた人が最も健康な人であり、病気にかかりにくく、病気になっても治りやすいのです。中年で典型的なＢＭＩ25・0〜29・9、最高血圧130〜159㎜Hg、中性脂肪150〜299㎎/dlのすべてを満たす人を「ちょいメタ」としましょう。いずれも特定健診の保健指導判定値を超えています。

「非メタ」は、ＢＭＩ25未満、最高血圧130㎜Hg未満、最低血圧85㎜Hg未満、中性脂肪150㎎/dl未満、ＨＤＬ40㎎/dl以上、空腹時血糖値100㎎/dl未満と特定健診の保健指導基準値をすべてクリアする人たちとしました。福島県郡山市と神奈川県伊勢原市の住民健診でこれらの項目をすべて測定して、その後の生死が判明している「ちょいメタ」または「非メタ」に該当した男性１９５７人（平均年齢59歳）、女性４０８５人（平均年齢54歳）を平均５・３年間追跡して死亡率を調べてみました。「ちょいメタ」と「非メタ」での年齢の違いを統計的に補正した結果は次のとおりでした。

男性　「ちょいメタ」死亡危険度は、「非メタ」の０・54倍
女性　「ちょいメタ」死亡危険度は、「非メタ」の０・81倍

特定健診の判定値

項目	保健指導	受診勧奨	単位
胴回り	男性：85 以上 女性：90 以上	—	cm
BMI	25 以上	—	kg/㎡
血圧	130/85 以上	140/90 以上	mmHg
中性脂肪	150 以上	300 以上	mg/dl
HDL-C	39 以下	34 以下	mg/dl
LDL-C	120 以上	140 以上	mg/dl
空腹時血糖	100 以上	126 以上	mg/dl
HbA1c	5.2 以上	6.1 以上	%
AST［GOT］	31 以上	51 以上	IU
ALT［GPT］	31 以上	51 以上	IU
γ GTP	51 以上	101 以上	IU

いずれも「ちょいメタ」の方が死亡危険度は低かったのです。死亡危険度とは死亡率の比です。特に男性では「ちょいメタ」の死亡率は、「非メタ」の約半分だったのです。

健康不安大国ニッポン

　まず、日本における医療の状況や、日本人の健康観についてみてみましょう。世界経済協力開発機構（ＯＥＣＤ）加盟国における保健医療データの比較資料があります（図表でみる世界の保健医療ＯＥＣＤインディケータ２００７年版、明石書店、２００８）。

　ＯＥＣＤ加盟国は、オーストラリア、オーストリア、ベルギー、カナダ、チェコ、デンマーク、フィンランド、フランス、ドイツ、ギリシャ、ハンガリー、アイスランド、アイルランド、イタリア。

　さらに、日本、韓国、ルクセンブルク、メキシコ、オランダ、ニュージーランド、ノルウェー、ポーランド、スロバキア、スペイン、スウェーデン、スイス、トルコ、英国、米国です。

　日本人の寿命はＯＥＣＤ加盟国の中で一番長いのです。「脂質異常症」が原因とされる心筋梗塞《しんきんこうそく》などの虚血性心疾患《きょけつせいしんしっかん》の死亡率も一番低く、ＯＥＣＤ平均に対して男性が４分の１、女性が３・５分の１です。しかし、自覚的健康観は最下位のスロバキアに次いで下から２位です。１人当たりの医療機関での受診回数はトップで、ＯＥＣＤ平均の約2倍です。急性期医療の平均在院日数もトップでOECD平均の2・3倍です。

このデータから、日本は最も健康な国ですが、最も健康不安の強い国ともいえます。全国民を対象とした健診制度は欧米にはありません。健診により疾患の早期発見が行われれば良いのですが、健康な人に不安を抱かせている場合も多いのです。

人間ドック学会は、2006年に全国719施設での受診者296万人のうち、健康な人は11・8％と発表しました（毎日新聞、2008年9月9日朝刊）。つまり、88・2％の人は不健康と判定されています。人間ドック受診者は、50歳前後の働き盛りの人が多いのに、こんなに不健康な人が多いのでしょうか？　判定基準がおかしいのではないでしょうか？　健康な人の割合は、1984年には29・8％で、それから大きく減少したとしています。

しかし、この間に寿命は延びており、健康な人が3分の1になったとは思えません。判定基準が変えられたのではないでしょうか？　実は、この間に血圧、脂質などの判定基準値が大きく下げられていたのです。判定基準値が下げられれば、すなわち異常とされる人が増えるということです。

２００８年４月から開始された特定健診では、判定基準がさらに大きく変更され、男性の94％、女性の83％が何らかの異常と告げられています。しかも、男性の６割、女性の５割に受診勧奨が出されています。また、特に薬に依存した医療は特異的です。例えば、インフルエンザ治療薬であるタミフルは、２００５年には世界の消費量の８割近くを日本だけで占《し》めています。

しかも、効果があるかどうか不明な新型インフルエンザのために、国が１０５０万人分の備蓄を終え、都道府県に対して同量を備蓄するように要請しています。現在は減少していますが、日本では人の血液で作られたアルブミンを１９８５年には世界の３分の１近くを消費していました。このように薬好きの日本人は、世界の製薬企業にとっては良いお客さんなのです。

健康に関心を持ち、異常があれば早期に受診することは良いことです。しかし、病気について医師任せにしたり、薬に頼りすぎると、大きな落とし穴に落ちる危険性もあるのです。

不都合な部分を隠し、患者を作り出す日本の診療ガイドライン

現在の医療は専門分化しすぎています。日本国内で年間開かれる医学会は全国大会だけでも１４００もあり、一人の医師がすべてに参加して最新の医学知識を学ぶことは不可能です。しかし、医師は開業すると専門外の治療も行なわざるを得ません。専門外の医療レベルの底上げをして、専門家に近い医療を行なえるようにするためのマニュアルが診療ガイドラインです。診療ガイドラインの整備は、世界的な流れです。

しかし、日本の診療ガイドラインは欧米のものに比べて非科学的な面が多すぎます。まず、ページ数が少なすぎます。例えば、米国の高脂血症治療ガイドラインとしてはＮＣＥＰ　ＡＴＰ　Ⅲ（２００１年版）があります。このページ数は、279ページに及び、根拠となる医学論文は１１２１本が引用されています。

しかし、日本でこれに該当する動脈硬化性疾患予防ガイドライン（２００７年版）のページ数は98ページであり、引用されている論文は365本です。ページ数と引用論文数が少ないだけではなく、その論理が非科学的であり、一般医のためというより、製薬企業のＰＲ誌の様相を呈しているのです。

日本のガイドラインで高コレステロールが健康上の問題となる根拠としているのは、29ページの上の図です。横軸が総コレステロール値で7群に分けられ、縦軸に相対死亡率が示されています。相対死亡率は総コレステロール値が160～179㎎/dlの群を基準（1・0）にした相対値で表されています。これを見るとコレステロール値の上昇に伴って死亡率が上がるので、コレステロール値を下げるべきだと思ってしまいます。この図が間違っているわけではありませんが、多くの重要な事実が隠されているのです。

(1) 統計的な有意差が隠されています。元の論文（Okamoto T etal : Atherosclerosis, 190, 216-223, 2007）を読むと、有意差があるのは総コレステロールが260㎎/dl以上の群のみでした。

注釈①有意差とは統計的に意味のある差のことです。

(2) 対象者から、冠動脈疾患と脳卒中の既往歴のある人が除かれていますが、家族性高脂血症の人は除かれていません。

注釈②冠動脈疾患とは、心筋梗塞とほぼ同義語です。家族性高脂血症とは、遺伝的に脂質の高い人で0・2％の割合でいます。

(3)　この図は冠動脈疾患による死亡者のみで作られていますが、その人数が書かれていません。

実は、この図で有意差のある群の人数は、わずか12人で、全体の0・1％なのです。全体の対象者数は30歳以上の日本人９２１６人で、平均17・3年の追跡期間中に１８４１人が死亡しました。その中で冠動脈疾患による死亡者数は128人であり、統計的な有意差が認められた総コレステロール値が260㎎/dl以上の人はわずか12人でした。こうした統計ではすべての原因による死亡率（総死亡率）が最も重要な指標とされています。

人は冠動脈疾患で死ななくても、他の疾患で死ねば同じことです。元の論文に書かれた数値から総死亡率を計算して29ページの下図に示しましたが、まったく様子が異なっています。総コレステロール値が160〜259㎎/dlまでは死亡率がほぼ一定なのです。総コレステロール値が159㎎/dl以下の低コレステロールでも死亡率が上昇することも分かります。「低すぎても、高すぎても、健康リスクになる」。これは他の検査項目でも言える真実の姿なのです。

コレステロール値が高すぎて冠動脈疾患で死亡するのは0・1%の人であり、家族性高脂血症の率が0・2%であることを考慮すると、ガイドラインで示された図の意味するところは、「家族性高脂血症の人は冠動脈疾患に気をつける必要がある」ということです。

総コレステロール値が260mg/dl以上の群で、冠動脈疾患の死亡率を除くと、死亡率の上昇は見られなくなります。「家族性高脂血症」以外の人は、コレステロール値が高くても下げる必要がないことも示しています。

総コレステロール冠動脈疾患死亡率

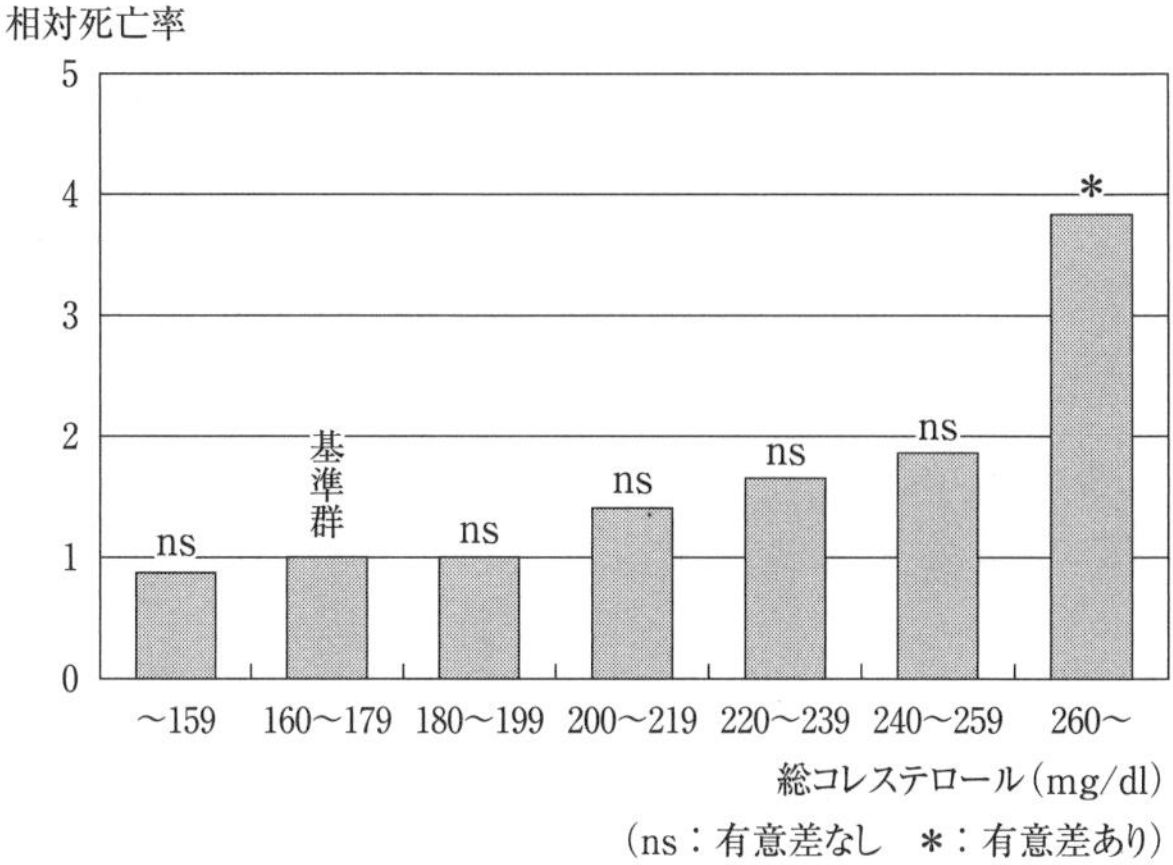

総コレステロールと総死亡率

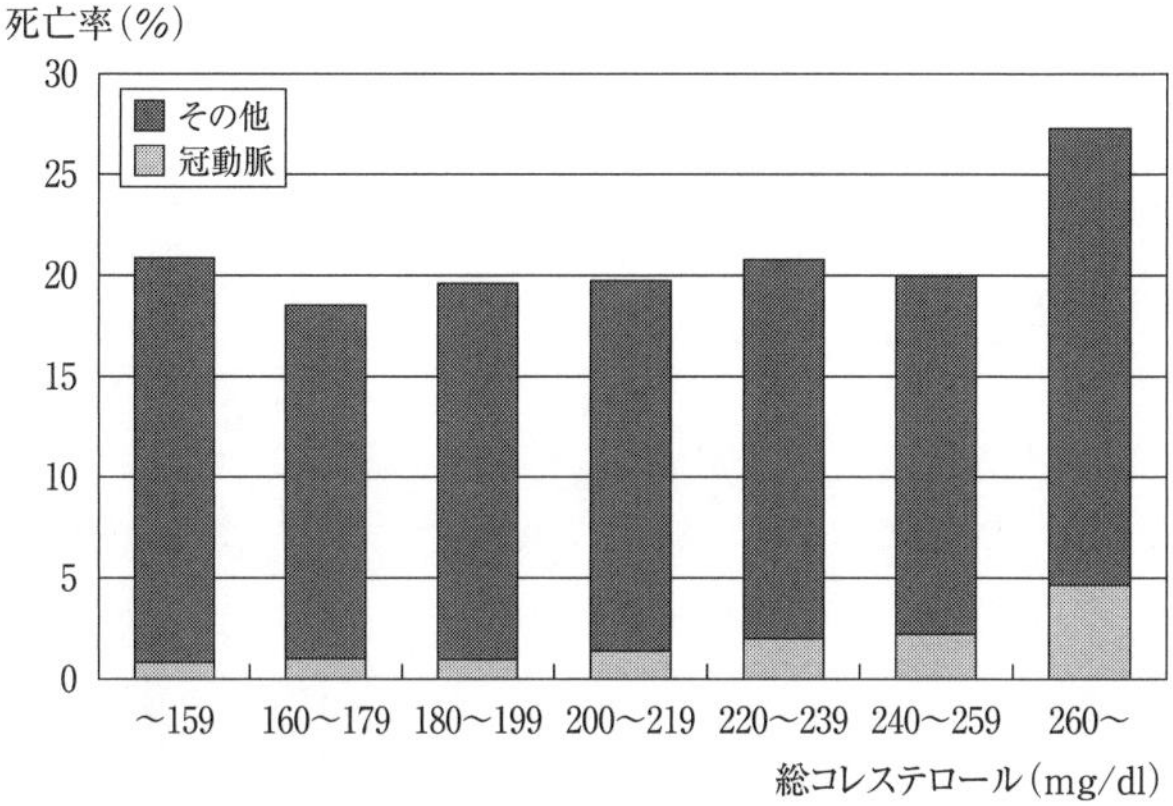

第二章

「高コレステロールは早死に」のウソにだまされるな

総コレステロールは高い方が長生きする

コレステロールは体の細胞膜、神経細胞、ホルモンの原料であり、体に必須の物質です。「コレステロール悪玉説」には多くの研究者から疑問が呈されていました。今回、日本人を対象とした我々の大規模研究により「コレステロール値が高くても統計的有意な死亡率の上昇はなく、低いと有意に死亡率が上昇する」ことが判明したので、学会誌に論文として掲載すると同時に、2008年3月28日に厚労省記者クラブで記者会見を行ないました。

まず、1995年以降に発表された日本人5000人以上を含む、5つの論文の含まれた17万5339人のデータを統合して男女別に解析しました（Kirihata Y, et al：脂質栄養学、17、67—78、2008）。このような解析はメタアナリシスと呼ばれています。この結果を次ページの図に示します。上の図が男性で、下の図が女性の結果です。

横軸の総コレステロールの値で4群に分け、縦軸にすべての原因による死亡率（総死亡率）を示しています。＊は統計的な有意差があることを示しています。統計的な有意差とは、「科学的に意味のある差」です。総コレステロール値が160～199mg/dlを基準

総コレステロールと死亡率（男性）

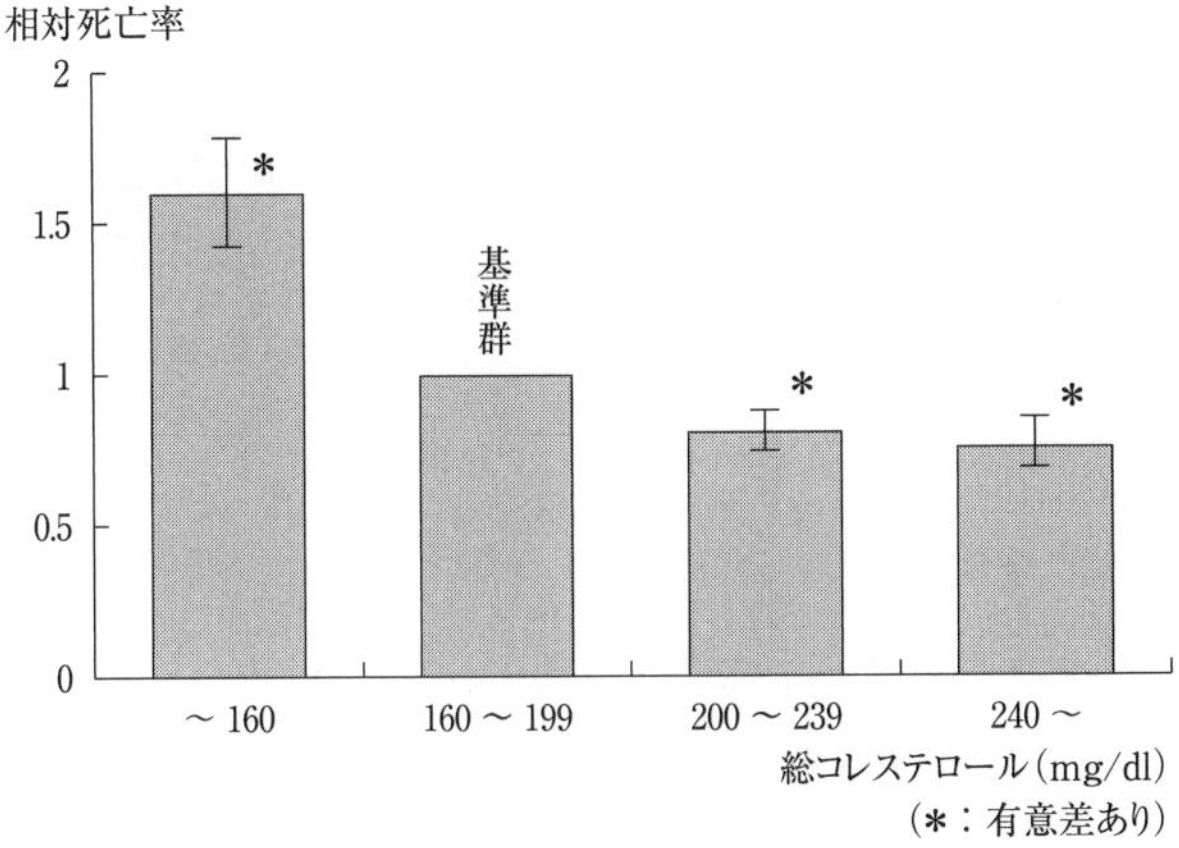

総コレステロールと死亡率（女性）

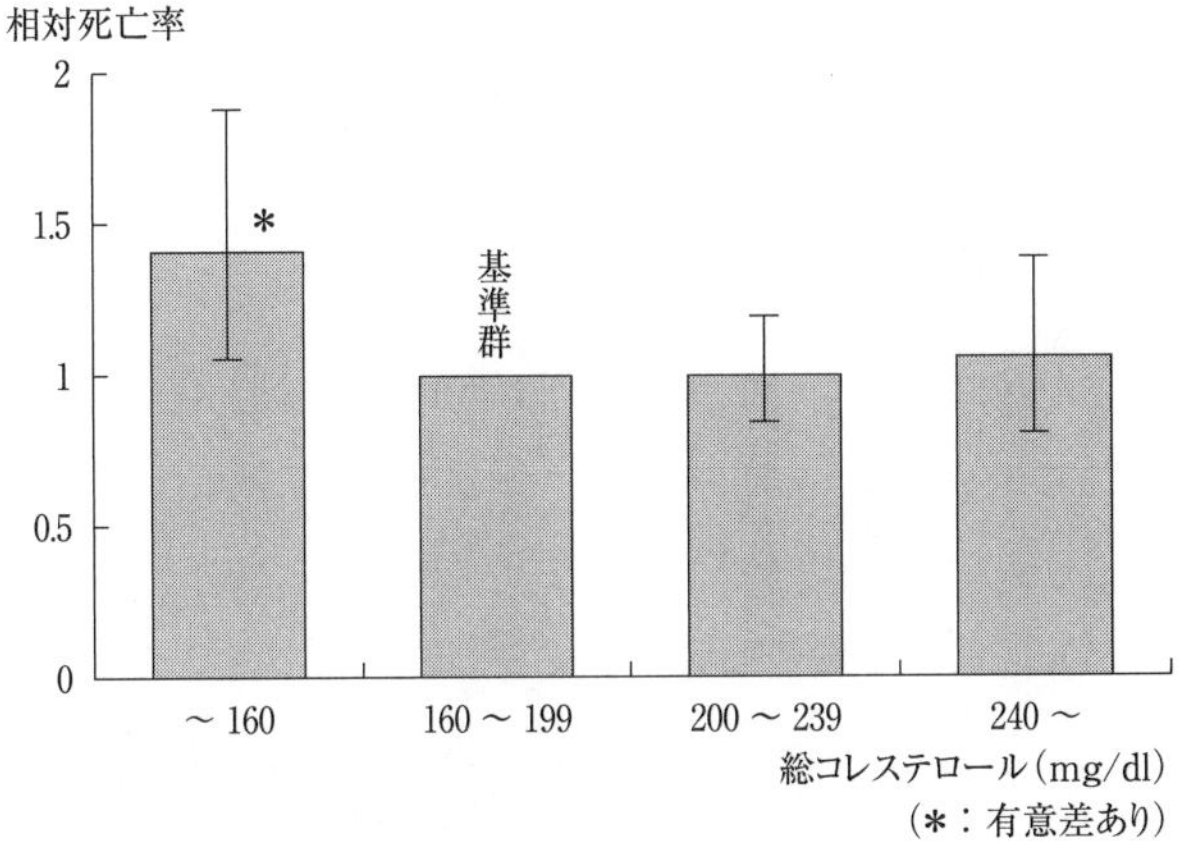

群として、その死亡率を１・０として他の群の死亡率の倍率で表しました。

男性では死亡率を右下がりとなっており、総コレステロール値の高い方が死亡率が低くなっています。160mg/dl未満では、基準群に比べて死亡率が１・60倍と大きく上昇していますが、200〜239mg/dl群では０・82倍、240mg/dl以上の群では０・76倍と低くなっています。

女性では総コレステロールと死亡率の関係は少ないのですが、160mg/dl未満では有意に死亡率が高くなっています。基準群に比べて１・41倍となっています。一部の遺伝病などの人を除くと、日本人ではコレステロール値は高い方が長生きなのです。

２００８年から始まった特定健診では、総コレステロールに代わってＬＤＬコレステロールが測定されています。ＬＤＬコレステロールは総コレステロールの約６割を占めています。ＬＤＬコレステロールと死亡率の関係についても、後で詳しく示しますが、総コレステロールと死亡率の関係とほぼ同じです。ＬＤＬコレステロールは別名「悪玉コレステロール」と言われていましたが、間違った伝説だったのです。

総コレステロールが高い方がガン、呼吸器系疾患、脳血管疾患による死亡率は低い

神奈川県伊勢原市の男性8575人、女性1万3751人を平均6・7年間追跡して、総コレステロールと総死亡率、原因別死亡率の関係を調べました。伊勢原市は人口約10万人の都市で、東京から電車で約1時間の距離にあり、健診結果や死亡率は日本の平均値とほぼ近い値を示しています。その結果を36ページ上の図に示します。全国17万人の統合解析（メタアナリシス）と同様に、男女とも総コレステロール値が高くなるにつれて総死亡率は低くなっています。

つまり、「総コレステロール値が高い方が長生き」という事実が再度確かめられたのです。男女とも190mg/dl未満になると死亡率が大きく上昇しています。増加している日本人の死亡原因は、悪性新生物いわゆるガンや（36ページ下）、呼吸器系疾患（37ページ上）、脳血管疾患（37ページ下）です。日本動脈硬化学会が主張している「高脂《こうし》血症《けつしょう》」による虚血性心疾患やその他心疾患による死亡率の上昇は、日本人の健診受診者では観察されていません。

総コレステロールレベルと総死亡率

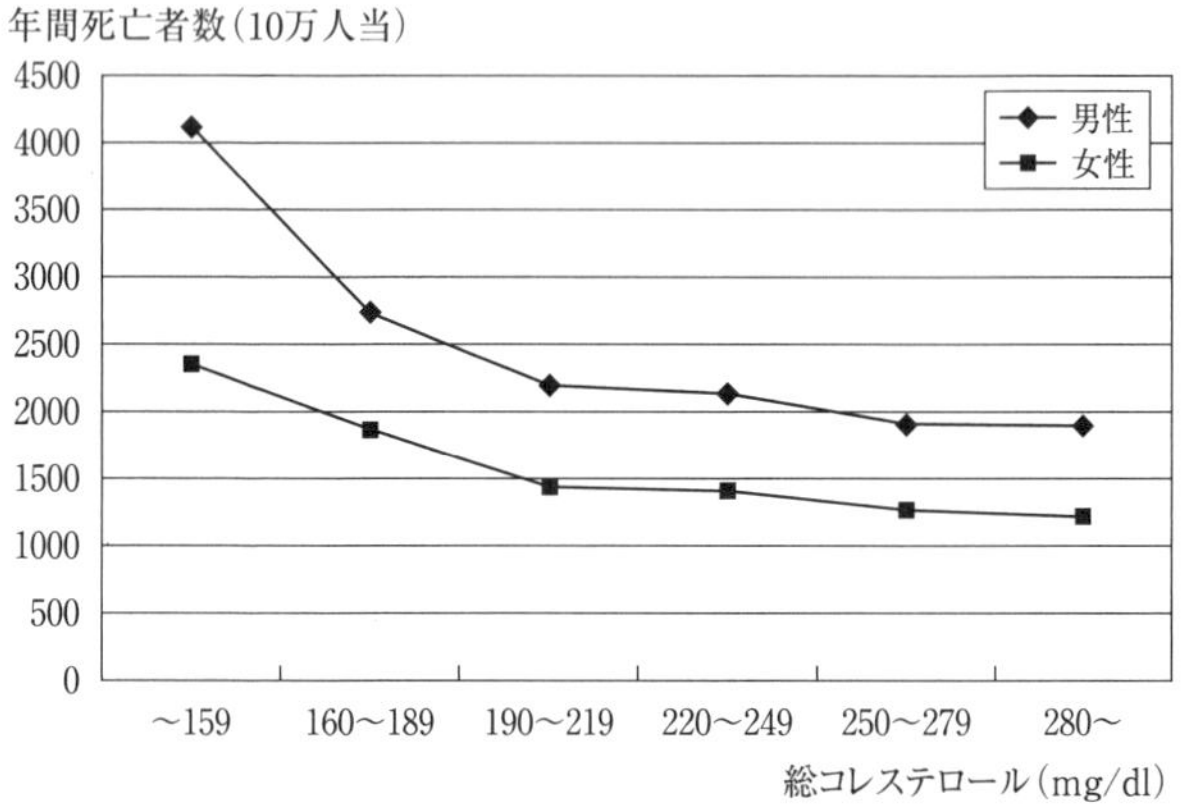

総コレステロールレベルと悪性新生物（ガン）による死亡率

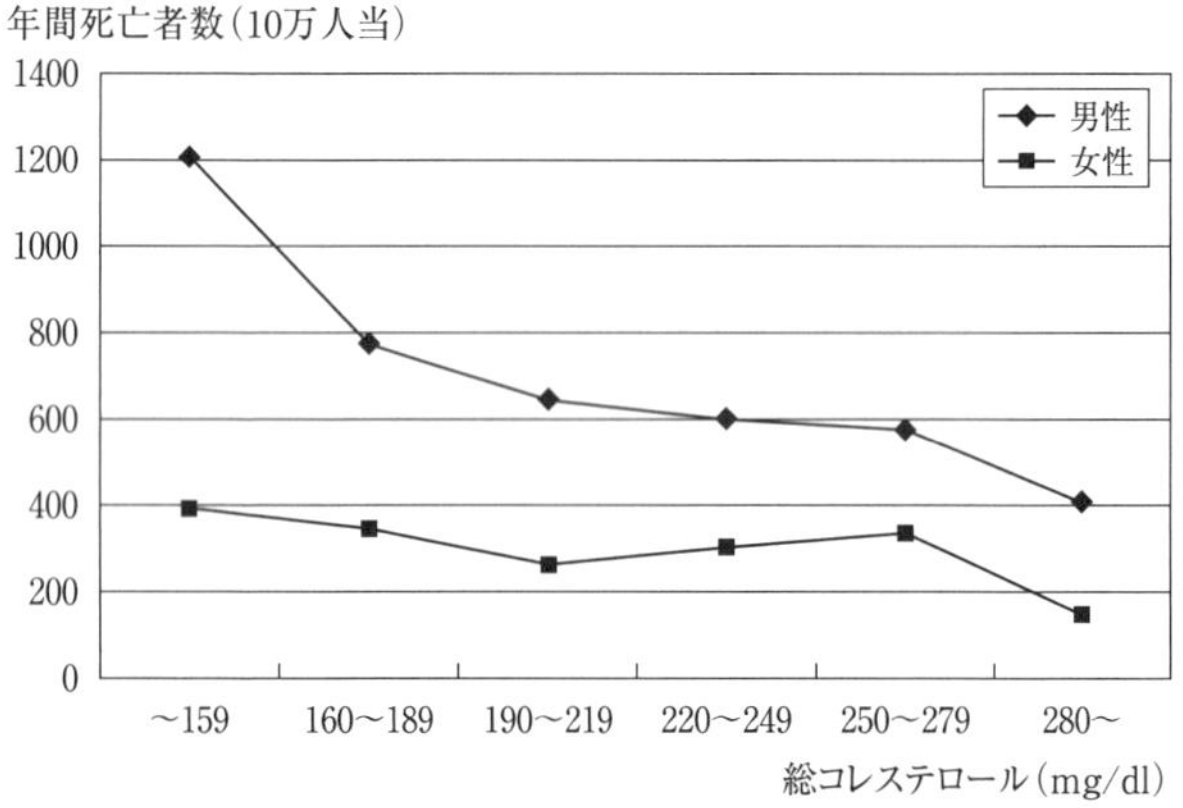

総コレステロールレベルと呼吸器系による死亡率

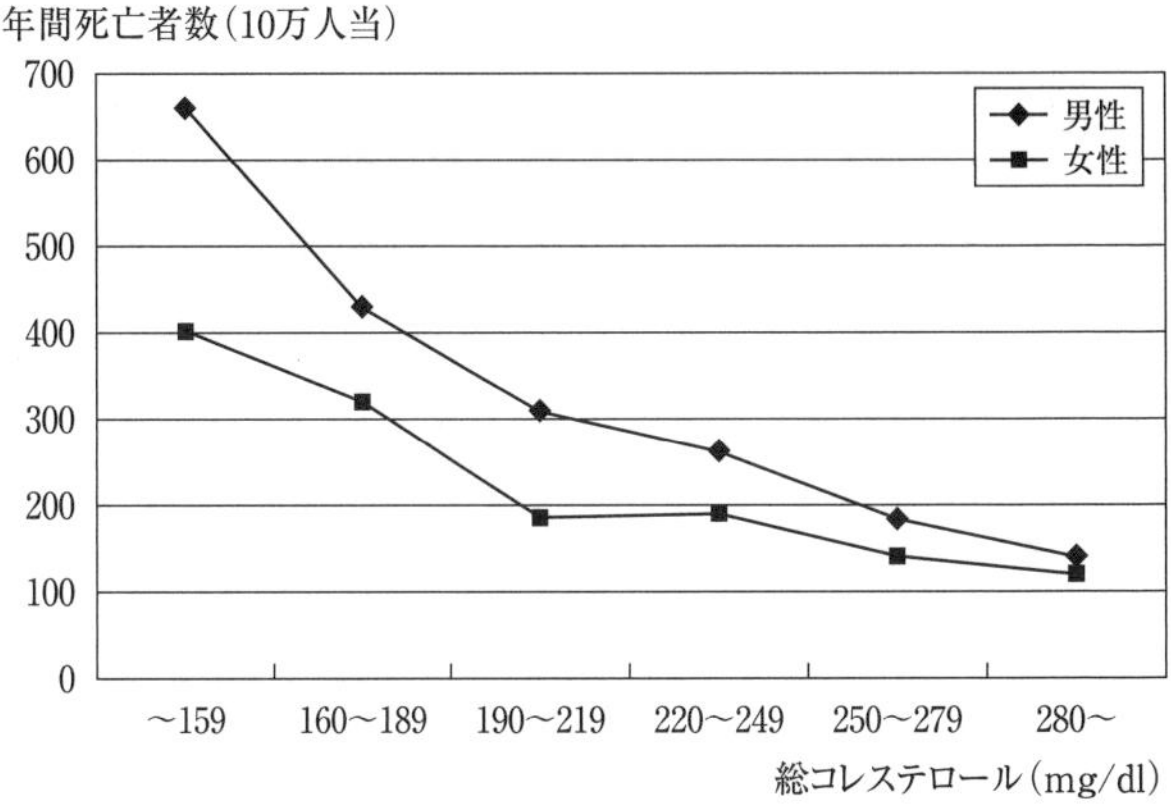

総コレステロールレベルと脳血管疾患による死亡率

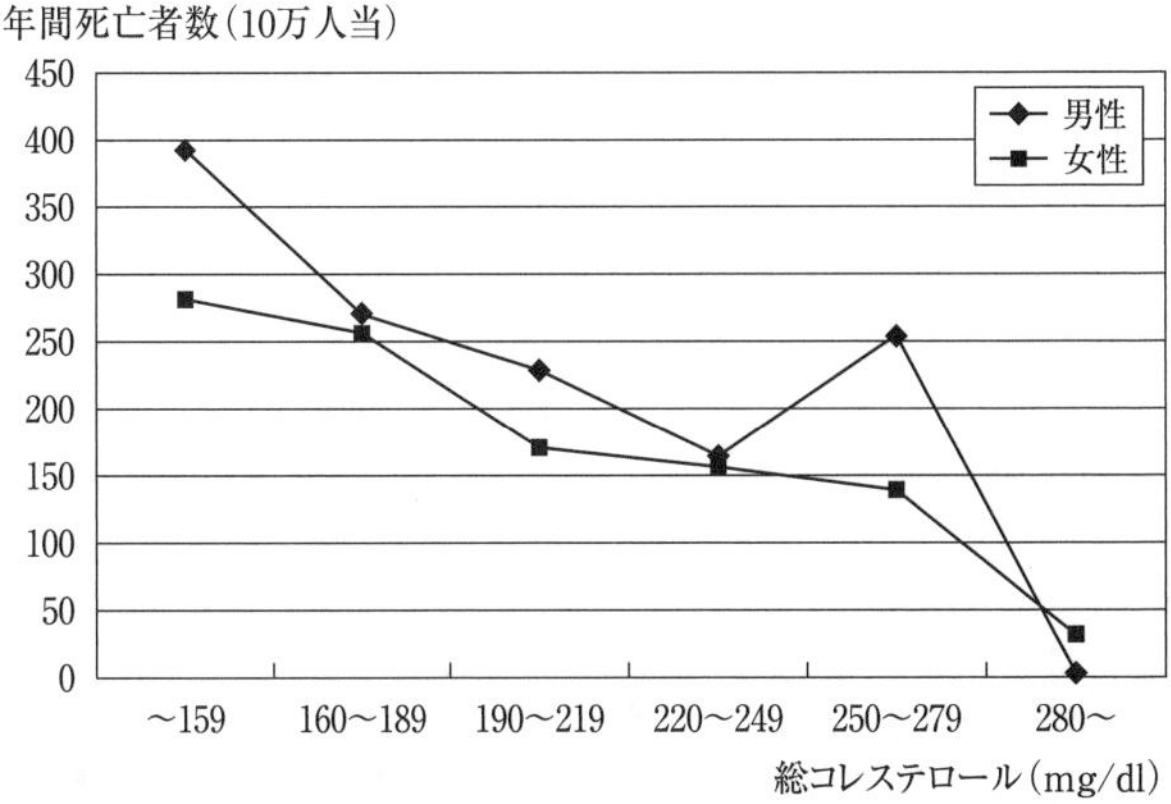

女性にコレステロール低下薬が処方されているのは日本だけ

欧米では女性にコレステロール低下薬は処方されませんが、日本では男性の2倍の女性にコレステロール低下薬が出されています。日本では、閉経後の女性をターゲットに「高脂血症」という病気が意図的に作られたのです。

日本の健診では、日本動脈硬化学会の診断ガイドラインにより総コレステロール値が220mg/dl以上で「高脂血症」と診断され、要治療とされてきました。医療機関で受診すると、ほぼ間違いなくコレステロール低下薬が処方されます。患者心理としても、医療機関で受診するということは薬をもらいに行くと考えている人が多いことも影響しているのでしょう。

全国70万人の健診結果から計算して、この基準を超える人の割合は次ページの上段の表のとおりです。正常な人は、加齢に伴って総コレステロール値が上昇します。これは病的な変化ではなく、免疫力を高めるために細胞膜を強くするという必要な変化なのです。この加齢による変化を無視して一定値で診断すると、当然のことですが加齢に伴い「高脂血症」という病気が作られてしまいます。

総コレステロールが 220mg/dl 以上の人の割合

年齢	20-24	25-29	30-34	35-39	40-44	45-49	50-54	55-59	60-64	65-69	70-74	75-79
男性	6%	13%	20%	27%	31%	34%	35%	36%	34%	31%	29%	24%
女性	7%	8%	11%	15%	20%	30%	48%	56%	56%	53%	49%	43%

コレステロール低下薬の服用率

年齢	20-29	30-39	40-49	50-59	60-69	70 以上
男性	1.3%	1.9%	4.2%	6.3%	10.1%	11.3%
女性	0.0%	0.6%	1.4%	7.4%	18.8%	25.0%

コレステロール低下薬の男女比

国と地域	男	女	スタチンの種類	文献
米国他 13 ケ国（研究）	81%	19%	アトルバスタチン	The American Journal of Cardiology, 93, 154-158, 2004
スカンジナビア（研究）	81%	19%	シンバスタチン	Lancet, 344, 1383-1389, 1994
日本（厚労省調査）	31%	69%	全コレステロール低下薬	厚生労働省：平成 17 年国民健康・栄養調査
日本（J-LIT 研究）	32%	68%	シンバスタチン	Circulation Journal, 66, 1087-1095, 2002
日本（MEGA study 研究）	32%	68%	プラバスタチン	The Labcet, 368, 1155-1163, 2006

女性は、母乳を作るためや、人間の歴史で長かった狩猟生活の時代に男性が獲物を持って帰ってくるまでの飢餓を乗り越えるために、脂肪の蓄積と利用の能力が発達しているのです。総コレステロール値も女性の方が高いのです。この加齢変化と性差を無視して220mg/dl以上が「高脂血症」とされ、閉経後の女性では、なんと過半数が病人扱いされてきました。厚労省の平成17年国民健康・栄養調査によるコレステロール低下薬の服用率が、これを裏付けています。前ページ中段の表です。

60歳以上では男性の2倍の女性がコレステロール低下薬を服用しています。コレステロール低下薬であるスタチンが処方されている男女比を前ページの下段の表に示します。欧米の女性の服用率は、男性の4分の1程度です。欧米では、コレステロール値が高いということだけで薬を出すわけではないのです。この本の付録2（201ページ）に示したように、個人ごとの発症リスクを計算して、発症の可能性の高い人だけに薬を出すのです。女性に心筋梗塞が少ないことはよく知られているので、女性への投与が少ないのは当然なのです。

最近、欧米では「女性にコレステロール低下薬は不要」とされているのです。米国医師会に掲載された論文では、過去の論文のデータを統合して分析した結果、次のように結論しています（JAMA, 291, 2243, 2004）。

・心血管系疾患の既往歴のない女性に対して、脂質低下は総死亡率または冠動脈疾患の死亡率を低下させない。

・女性での脂質低下が冠動脈疾患の発症率を下げることについて、統計学的な有意な結論は得られていない。

・血管系疾患の既往歴のある女性に対しては、高脂血症治療は冠動脈疾患発症率と死亡率、非致死性狭心症、血管再生術の減少に効果があるが、他の疾患が増加するため総死亡率は減少しない。

この論文以降、欧米では、女性にコレステロール低下薬が処方されることは希です。２００８年2月に開催された性差医学・医療学会の国際シンポジウムで、私が、日本では健診を受けた閉経後の女性の半数が「高脂血症」とされ、男性の2倍の女性にコレステロール低下薬が処方されていると発表すると、座長の米国およびドイツの女性医師（教授）が欧米ではあり得ないことだと驚いていました。

コレステロールに悪玉、善玉の区別はない

2008年から開始された特定健診いわゆるメタボ健診では、「総コレステロール」に代わって「LDLコレステロール」が測られることになりました。総コレステロールとLDLコレステロールの関係は次のとおりです。

総コレステロール＝LDL＋HDL＋VLDL

LDLは総コレステロールの約6割、HDLは約3割、VLDLが約1割を占めています。LDLはLow Density Lipoprotein、HDLはHigh Density Lipoprotein、VLDLはVery Low Density Lipoprotein の略です。VLDLは中性脂肪の約2割です。リポプロテインとは脂質の周りをタンパク質が取り囲んだ物質です。脂質は油性で血液とのなじみが悪いのですが、タンパク質は水溶性で、タンパク質が脂質を取り囲むことにより血液の中をスムーズに通ることができます。

脂肪とタンパク質では、脂肪の方が軽いのです。このためリポプロテインの脂肪分

が多いと低比重となります。３つの脂質で脂肪分の多い順位は、ＶＬＤＬ、ＬＤＬ、ＨＤＬの順となります。いずれも性差があり、ＬＤＬとＨＤＬは女性の方が男性より約10㎎/dl多く、中性脂肪は中年では男性の方が女性より約40㎎/dl多いのです。この差は年齢により少し異なります。

ＬＤＬは肝臓で８割作られ、食事から２割摂取されています。このため、食事の中のＬＤＬが多くても、一時的に血中濃度は上昇しますが、肝臓で作られる量が制限されて、長期的には元の値に戻ります。ＬＤＬコレステロールの多い食品の代表は卵、特に黄身ですが、卵の摂取量が多い人でもＬＤＬが高くはありません。正常者は、ＬＤＬの製造量は必要に応じて調整されているからです。

ＬＤＬが高いということは、体がそれだけ必要としている状態と言えます。逆に低いということは必要度が少ないことを意味しています。ただし、病気の場合は少し様子が異なります。遺伝病である家族性高脂血症では必要以上にＬＤＬが作られます。このため、血管の炎症を極力抑えておく必要があります。ＬＤＬも190㎎/dl未満にコントロールしておく方が安全です。肝臓病では必要なＬＤＬが作られません。このため、食事から十分に摂取する努力が必要です。

HDLは古くなった組織が肝臓へ回収されるときの姿です。例えば消化管粘膜は約1週間で張り替えられています。赤血球は3ヵ月で作り直されています。これらの古い細胞膜の中のコレステロールがHDLとして回収されて、肝臓でLDLにリサイクルされているのです。運動不足などにより新陳代謝が落ちるとHDLが低下することが知られています。

最近の研究結果では、男性でHDLが90mg/dl以上と高すぎて、LDLが100mg/dl未満と低すぎる場合は、ガンや炎症により組織破壊が進んでHDLが多く作られて、LDL供給が追いつかずに低下している可能性があります。

総コレステロール時代の基準はウソだった

総コレステロール値が220mg/dlを超えると「高脂血症」と診断されてきました。しかし、この値は正常な閉経後の女性の半数を病人に仕立て上げるための陰謀だったのです。「総コレステロール値が高いと将来、心筋梗塞で亡くなりますよ」と脅しをかけていたのです。

しかし、心筋梗塞が日本の３倍以上の欧米での基準はＬＤＬコレステロール値で190mg/dlであり、総コレステロール値で約280mg/dlに相当します（Circulation, 110, 227, 2004）。日本の220mg/dlとの差60mg/dlの差が重要な意味を持つのです。55〜79歳の日本人女性４万３２１６人での総コレステロールの分布を47ページの図に示します。横軸が総コレステロールの値で、20mg/dlごとの群に分けられています。縦軸は各群の人数です。各棒が実際のデータで、曲線は正常者の分布（正規分布）です。

まず、データの分布と正常者の曲線はほぼ一致しており、統計的な異常者は極めて少ないことが分かります。また、日本動脈硬化学会が診断基準としていた220mg/dlはほぼ中央であり、この値を診断基準とすると、彼らは閉経後の女性の半数を病人に仕立て上げられることを確信したに違いありません。欧米の基準値280mg/dlを超える人は４・８％ですが、220mg/dlを超える人は53・１％に達します。

このように基準値を60mg/dl下げるだけで、患者を11倍も捏造できるのです。この基準のお陰でコレステロール低下薬の売上が急増し、年間約３０００億円となったのです。この基準を設定した日本動脈硬化学会の当時の理事長の所属する大学の教室には、製薬企業を中心にして6年間で8億3808万円の寄付金が転がり込んできました。

欧米ではこのような関係を利益相反《りえきそうはん》（conflicts of interest）と言って、善良な医師にあるまじき行為として、公的な基準を定める委員会への参加が制限されています。しかし、日本では製薬企業から多額の寄付金を受けている医師ほど優秀な医師として発言力が強いのです。

若いときは男性が高く、閉経後は女性が高いのはあたりまえ

全国70万人の健診結果から、男女別・5歳ごとに異常データを除いたコレステロール値の正常範囲を科学的に設定すると、50・51ページの図のようになります。詳しい数値は後の付録として掲載しています。臨床検査で正常範囲と言われるのは正常者の中央95％を含む範囲です。正常者を全員含む範囲とすると、範囲が広がりすぎて臨床診断に使えないため、高い側と低い側のそれぞれ2・5％をカットして正常範囲とし

日本人女性での総コレステロールの分布

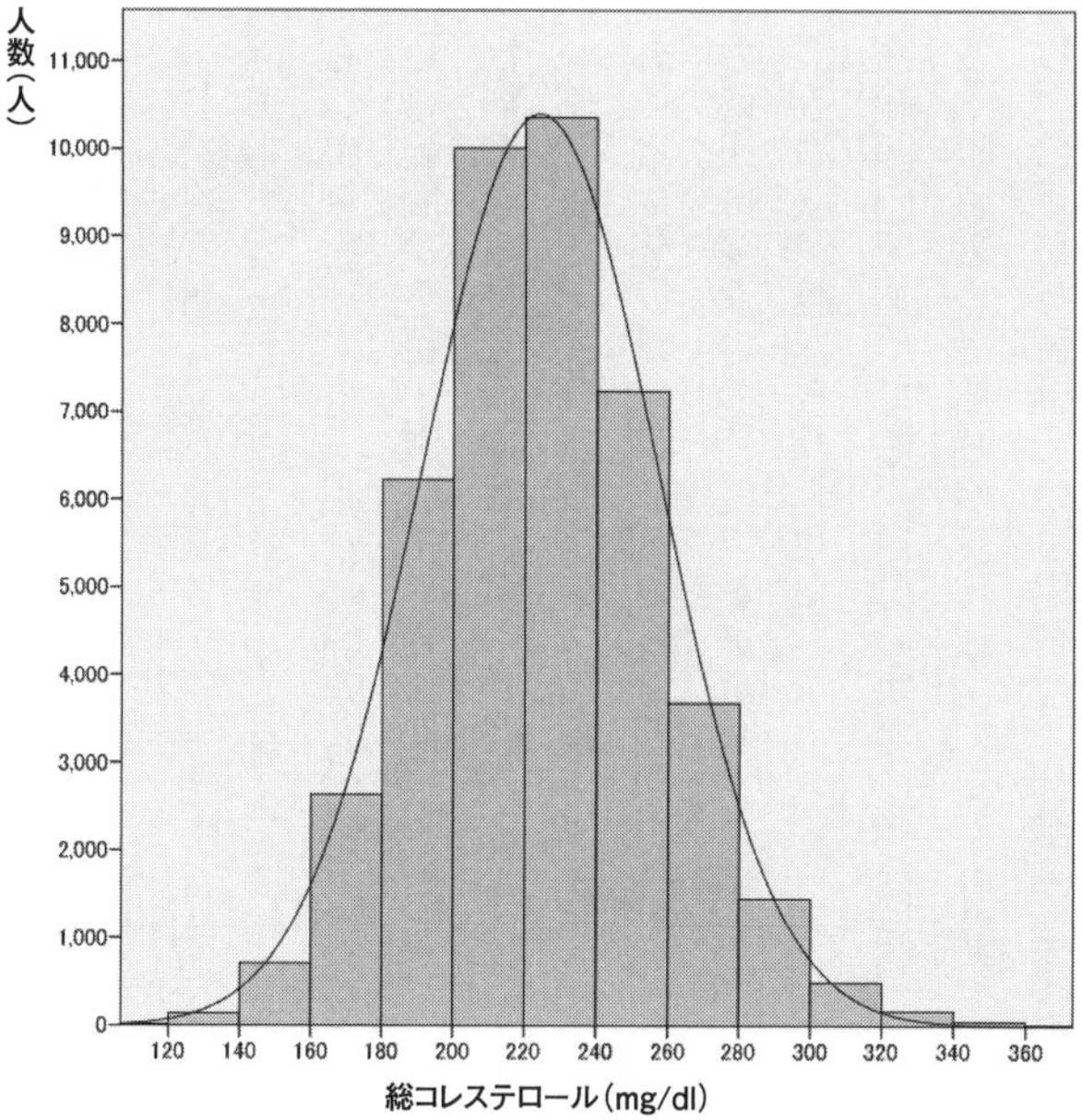

ているのです。従って、正常範囲から少し外にあっても、すでに病気になっていると
いうわけではありません。

「正常」と「異常」の違いは、その変化にあります。「正常」であれば、生体の恒常《こうじょう》
性《せい》（回復力）により、正常範囲から外れていても、次の健診では正常範囲に戻りま
す。もし戻らなくても、正常範囲から離れていくことはありません。「異常」であれ
ば、正常範囲から毎年離れていきます。

遺伝病の家族性高脂血症では、正常範囲から大きく外れています。総コレステロー
ル値が300mg/dl以上で、HDLコレステロールが正常下限値付近であれば、家族性高脂血
症のチェックをした方がよいでしょう。この人たちは生活習慣によるコレステロール
低下の効果は少ないので、コレステロール値が極端に高い場合はコレステロール低下
薬による治療が避けられません。

正常範囲内であっても、自分の毎年の健診結果をこの図に書き込んで、3年以上連
続して上限値近くで加齢の変化以上に上がり続けている場合や、下限値近くで加齢の
変化以上に下がり続けている場合は、体調の変化や生活習慣に注意した方がよいでし

ょう。

図の上限値は正常範囲の上側で、下限値は下側です。この範囲にあれば、他に血管の炎症に関する原因がなければ、男性でも薬物治療の必要はありません。血管の炎症に関する原因とは、心筋梗塞の既往歴、糖尿病、喫煙、トランス脂肪の取りすぎ、中高度肥満（ＢＭＩが35以上）、強いストレスなどです。しかし、糖尿病でも血糖値管理ができていればよいし、喫煙、トランス脂肪、中高度肥満は原因を取り除くことが根本的な対策です。

この図の目標範囲は正常者の中央50％の人をカバーする範囲です。生活習慣の改善では、この範囲に入るように目指すとよいでしょう。この範囲外にあっても、この範囲に向かう変化は良好な変化で、正しい生活習慣と言えます。

逆に、この範囲から外れていく生活習慣は間違っています。結果を急ぐ必要はありません。年１回の健診結果の変化で確かめればよいのです。多くの健康情報が溢れて混乱する場合の選択方法になるはずです。

日本動脈硬化学会の220㎎/dlというのは20〜24歳の上限値です。しかし、50歳以上の女

総コレステロールの基準範囲(男性)

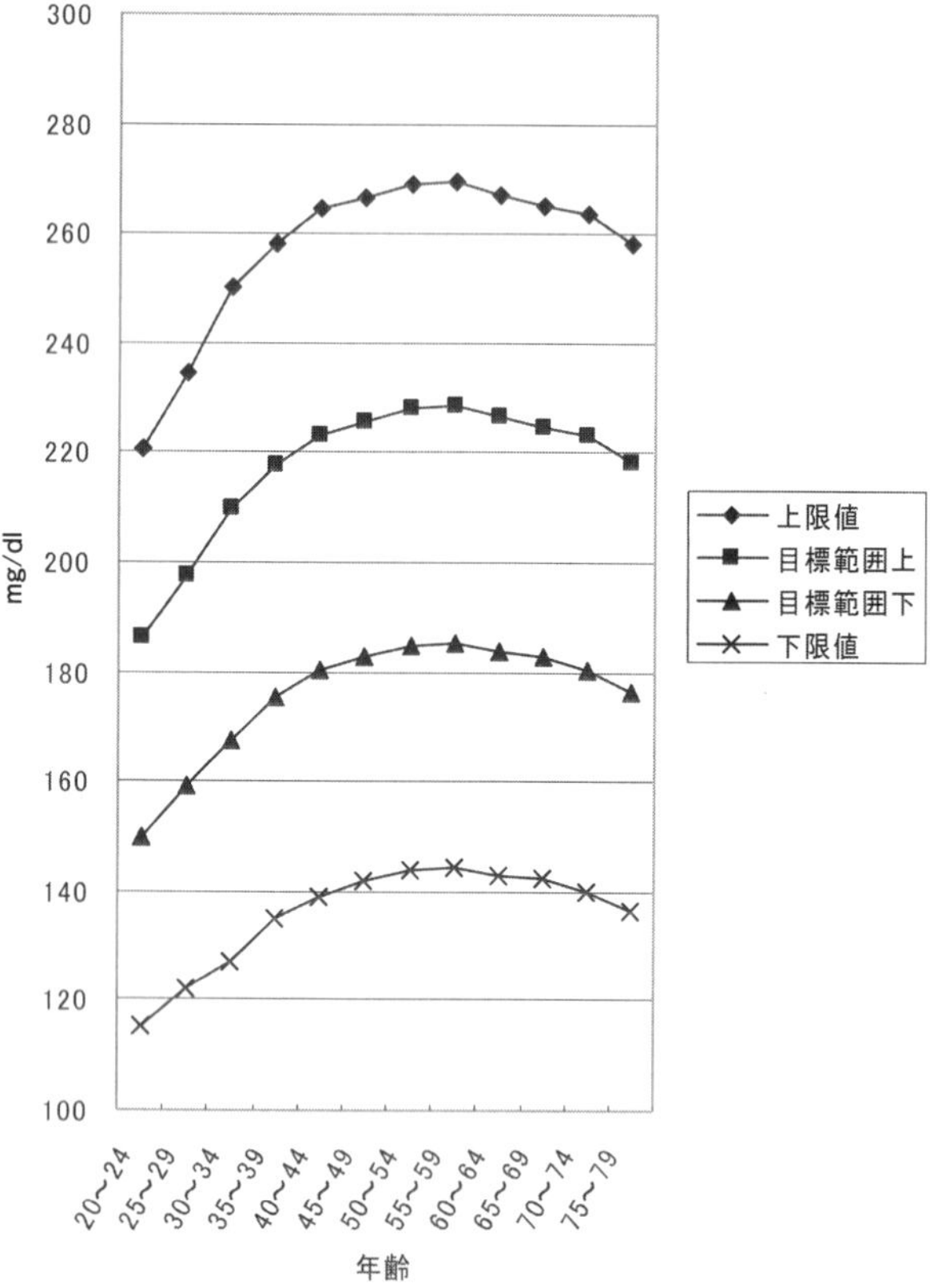

男女別・年齢別の総コレステロールの基準範囲

（正常範囲：下限値〜上限値
最適範囲：目標範囲下〜上）

総コレステロールの基準範囲(女性)

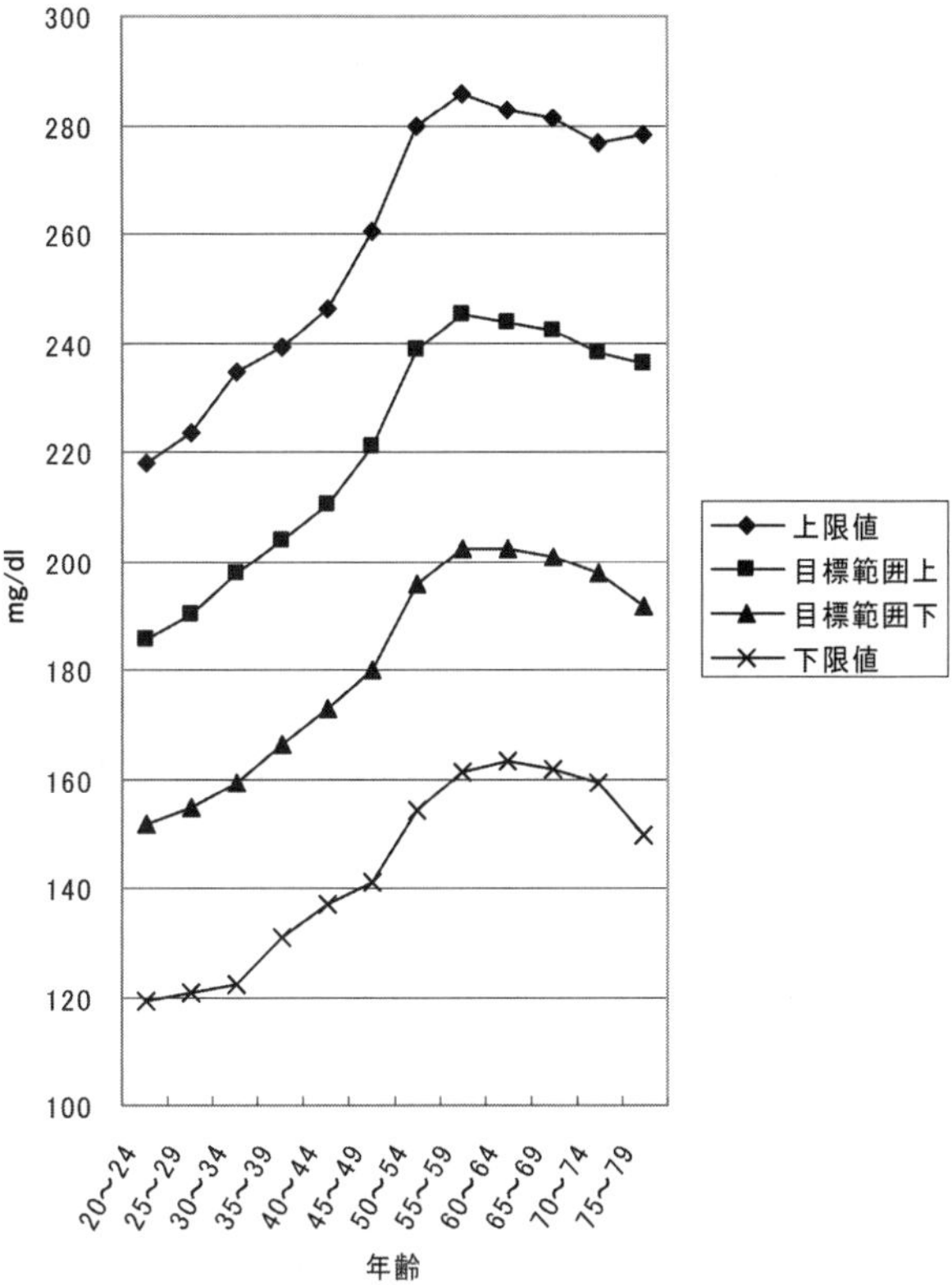

男女別・年齢別の総コレステロールの基準範囲

(正常範囲:下限値〜上限値)
(最適範囲:目標範囲下〜上)

性のちょうど中央の値でもあります。これを診断基準にすれば、閉経後の女性の半数が「高脂血症」とされてしまいます。男女とも加齢に伴い総コレステロール値は上昇しますが、この変化は病気ではありません。

むしろ、加齢に伴い上昇する方が健康的なのです。老化により免疫力が低下することは避けられません。生体は総コレステロール値の上昇により、細胞膜が強化され、免疫力を高めているようです。その証拠に、高齢者で総コレステロール値が低いとガンや肺炎による死亡率が高まっています。

検査項目が総コレステロールからLDLコレステロールにすり替えられた理由

日本動脈硬化学会は、総コレステロール値の基準を220㎎/㎗としてきました。これにより、健診受診者の中高年女性の5割以上が「高脂血症」という病気にされて、コレステロール低下薬が処方されてきたのです。女性は授乳などのために皮下脂肪が発達し、脂質を貯めて利用する能力が高く、脂質が高くても健康に影響を与えることはありません。

欧米では総コレステロール値の基準が280㎎/dlに相当しており、「女性にコレステロール低下薬は不要（Walsh JME et al : JAMA, 291, 2243-2252, 2004）」とされているのに、日本だけが女性を中心にコレステロール低下薬を出され続けてきたのです。

この問題について私の著書「検査値と病気　間違いだらけの診断基準、太田出版、２００６」、「メタボの罠、角川ＳＳＣ新書、２００７」、「『ちょいメタ』でも大丈夫、ＰＨＰ研究所、２００８」でも書いてきました。

そして、柴田博氏（桜美林大学）「中高年健康常識を疑う、講談社、２００３」、近藤誠氏（慶応義塾大学医学部）「成人病の真実、文藝春秋、２００４」、笠本進一氏（週刊朝日）「コレステロールは高いほうがいい、マキノ出版、２００４」、浜六郎氏（医薬ビジランス）「下げたら、あかん！　コレステロールと血圧、日本評論社、２００４」、田中裕幸氏（エコークリニック）「日本人はコレステロールで長生きする、ＰＨＰエル新書、２００４」。

田中秀一氏（読売新聞）「『コレステロール常識』ウソ・ホント、講談社、２００５」、浜崎智仁氏（富山大学和漢医薬学総合研究所）「コレステロールは高いほうが病気にならない、ベスト新書、２００５」など多くの医師、研究者、ジャーナリストが問題を取り上げてきました。

この批判に耐えきれなくなったため、総コレステロールが隠されたのです。

２００７年、日本動脈硬化学会では、従来の「総コレステロール」、「ＬＤＬコレステロール」、「中性脂肪」による「高脂血症」から、次のような基準で「脂質異常症」に衣替えしました。

・ＬＤＬコレステロール　140㎎/dl以上
・ＨＤＬコレステロール　40㎎/dl未満
・トリグリセライド（中性脂肪）　150㎎/dl以上

一応、「薬物治療の開始基準を表記しているものではない」としていますが、「女性で55歳以上」は危険因子とされ、「中リスク群」となり、ＬＤＬの管理目標は140㎎/dl未満としています。「閉経後の女性の脂質異常症においては、生活習慣の改善が優先されるが、危険因子を十分勘案して、薬物療法も考慮する」と、欧米では不要とされている薬物療法を推奨しているのです。

LDLコレステロールと総コレステロールの関係

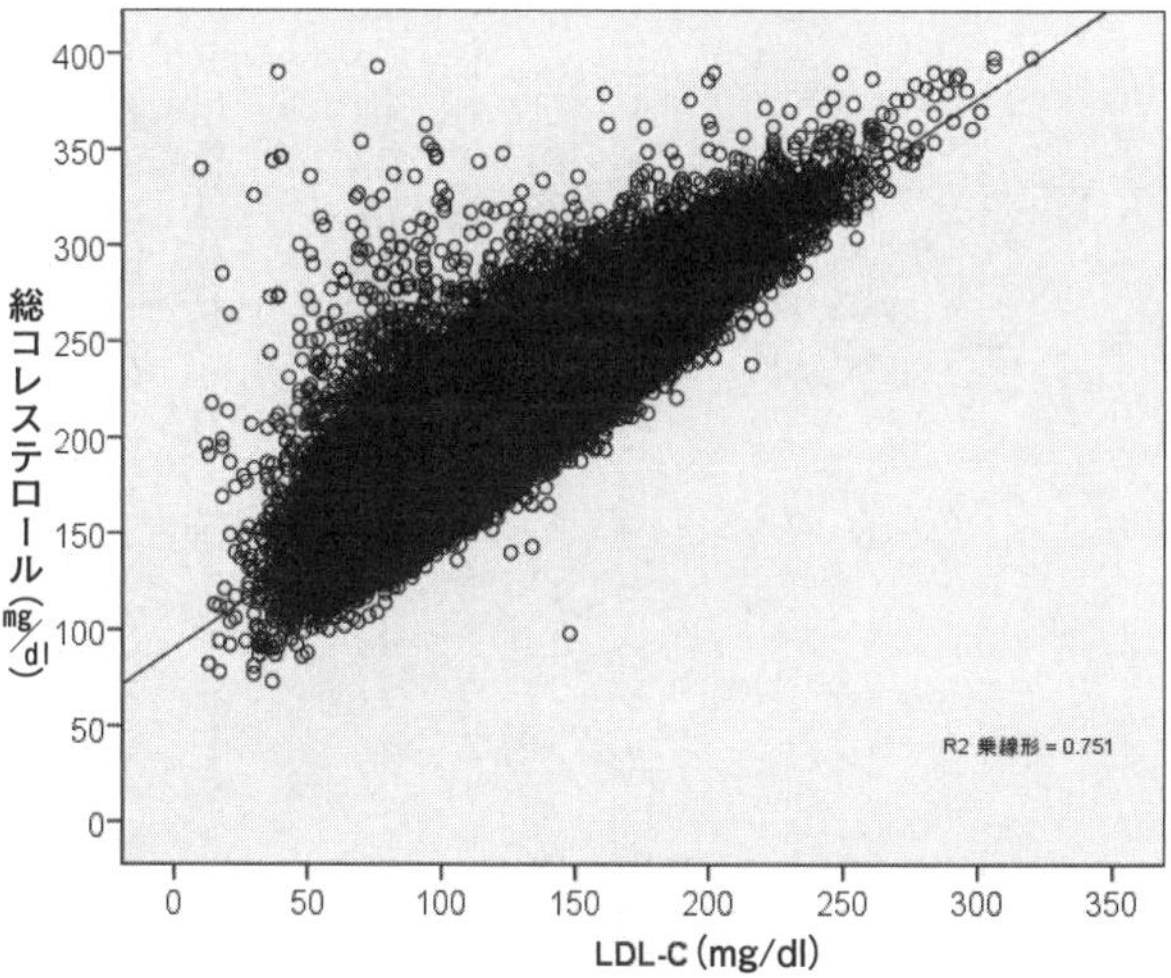

（回帰式：総コレステロール＝ LDL-C × 0.954 ＋ 90.0　相関係数 0.866：p ＜ 0.001）

実際、ＬＤＬが140mg/dlというのは55歳以上の健康な女性のちょうど中央値なので、３〜６ヵ月としている生活習慣改善をしても140mg/dl以上は半数となり、結局「総コレステロール時代」とまったく変わらず、閉経後の女性では健康な人の半数が病人扱いされ、コレステロール低下薬が処方される構図は変わっていないのです。

全国13万６９９６人のＬＤＬと総コレステロールの関係を上の図に示します。回帰式とはＸ

軸からYを統計的に推定する式です。相関係数は2つの項目間の関係の深さを示す値で、0が直線関係のないことを示し、1が完全に右上がりの直線となることを示します。pは相関係数が0の確率を示し、小さな確率ほど相関係数の信頼性が高くなります。

この相関係数とp値から、LDLと総コレステロールは、ほぼ直線の関係にあり、その信頼性は極めて高いことが分かります。従って、回帰式の信頼性も極めて高いのです。この回帰式でも、LDLの140mg/dlは総コレステロールの222mg/dlに対応しています。このことからでも、コレステロール問題はまったく変わっていないことが分かります。

ＬＤＬ、男性の最適値は100〜160mg/dl、女性の最適値は120mg/dl以上

59ページの図は神奈川県伊勢原市の男性９９４９人（平均年齢64・9歳）、女性１万６１７２人（平均年齢61・8歳）を平均８・１年追跡して、ＬＤＬレベルと原因別死亡人数を調べた結果です。図の横軸は７段階のＬＤＬレベルで、縦軸は各原因別死亡人数の合計です。

男性で際だっているのは100mg/dl未満での死亡率の上昇と全体としての右下がり傾向です。159mg/dlまで右下がりで、160mg/dl以上で少し上昇しますが、100mg/dl未満に比べるとその上昇率はわずかです。従って、男性では100〜160mg/dlが最適値です。

女性では、男性に比べるとすべてのＬＤＬレベルで死亡率が低いのですが、120mg/dl未満では死亡率が少し上昇しています。女性では高ＬＤＬレベルでの死亡率の上昇はみられないので、ＬＤＬコレステロールを下げる必要性はまったくありません。従って、女性では120mg/dl以上が最適値なのです。

米国では心筋梗塞予防に対する薬物治療開始ラインが190mg/dl以上、生活習慣の改善目標値が160mg/dl未満です（NCEP ATP III）。つまり159mg/dlまでが最適ということで、この図と

一致します。ところが、日本の特定健診では120㎎/dl以上を「保健指導」、140㎎/dlは「受診勧奨」としています。140㎎/dl以上では薬も必要で、120㎎/dl未満を目指した治療が行なわれるということです。総コレステロールからLDLコレステロールに代わったことで、日本での基準の異常さがさらに明確になったのです。

コレステロールは高い方が脳卒中になりにくい

死亡率の上昇する理由を調べるために、死亡原因の中でLDLとの関係が深い2つの疾患群について、再度LDLレベルと死亡率のグラフを61ページに示します。「ガン+呼吸器系」は主として免疫低下に関係する疾患で、「心血管系」は心筋梗塞と脳卒中です。男性で目立つのが100㎎/dl未満での「ガン+呼吸器系」疾患による死亡率の上昇です。LDLが少なすぎると細胞膜の形成が不十分でウィルスや細菌の侵入を防御できなくなり、またホルモン類の欠如により免疫力も低下します。このためガンや肺炎による死亡が増えます。

また、男性ではLDLが180㎎/dlを超えると、米国で報告されているように「心血管

LDLレベルと原因別死亡率の関係（男性）

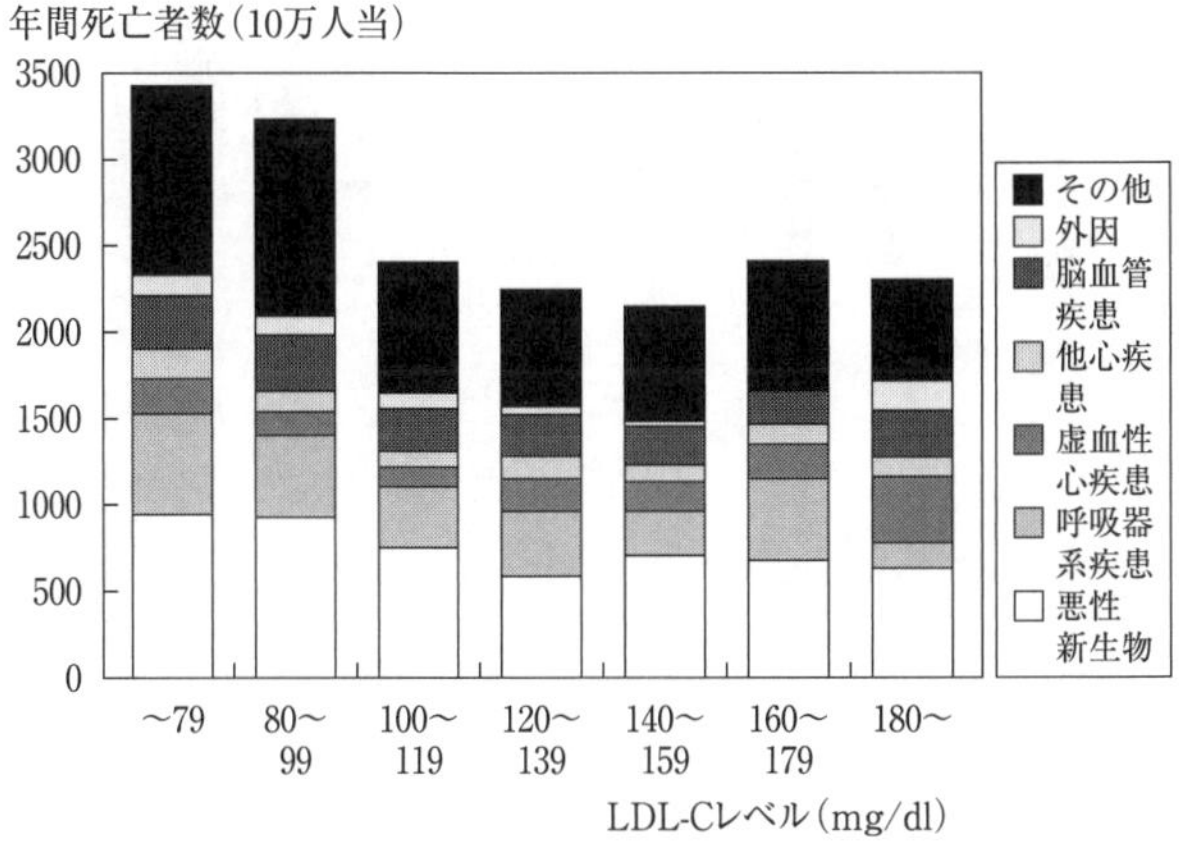

LDLレベルと原因別死亡率の関係（女性）

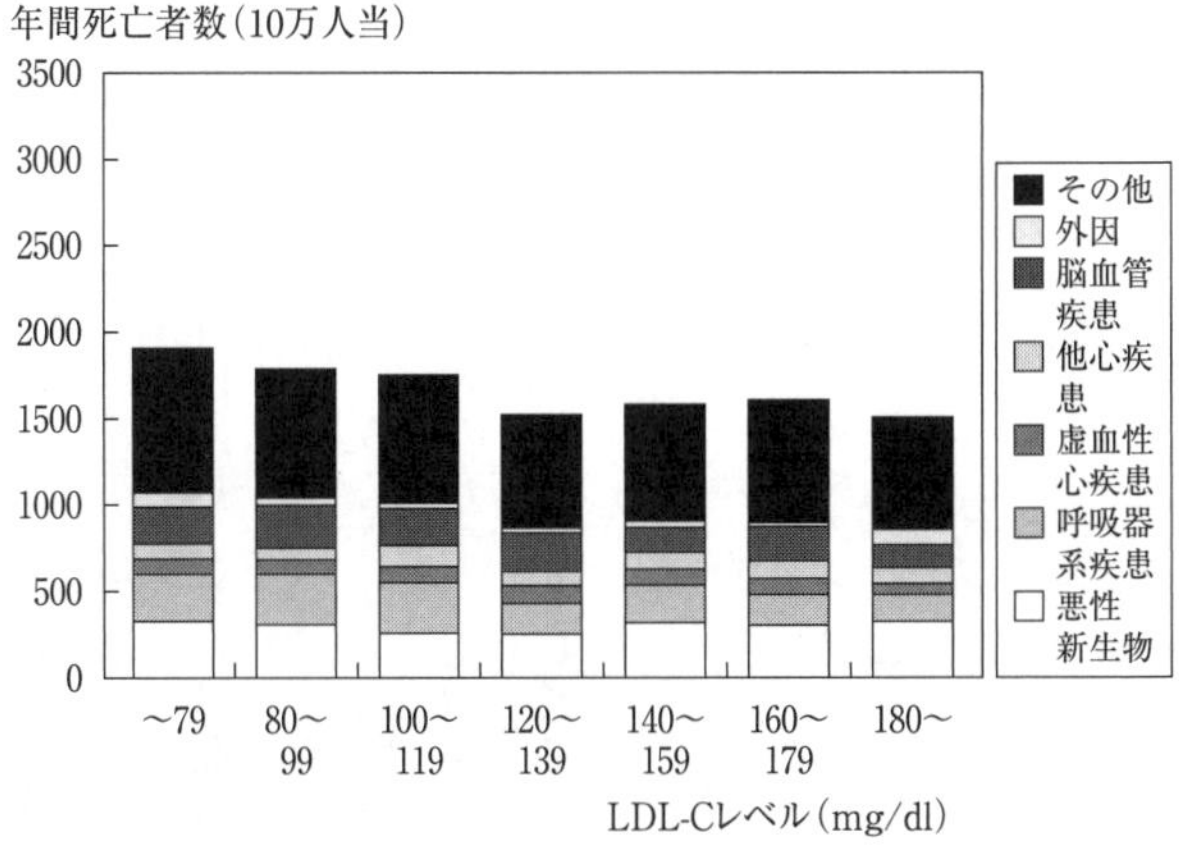

系」疾患での死亡率はわずかに増えます。米国人のように「持続する血管の炎症」がある男性は高LDLが心筋梗塞のリスクになりますが、日本人での影響はわずかです。女性では、高LDLによる心血管系疾患による死亡率の上昇はありません。低LDLでは血管壁が弱くなり、脳卒中の死亡率が上昇します。

この章の後で、住民と脳卒中患者の比較で「高脂血症とされている人の方が脳卒中の発症リスクが低い」、「脳卒中患者では、高脂血症とされている人の方が臨床指標が良い」ことを示します。つまり、コレステロールは高い方が、脳卒中になりにくく、なっても症状が軽く予後もよく、死亡率も低いのです。

「コレステロールで長生き」への反論

私たちが発表した総コレステロールやLDLコレステロールのデータに対して、2ヵ月後に日本動脈硬化学会のガイドラインを策定している委員会の委員長である寺本《てらもと》民生《たみお》氏（帝京大学医学部）とその応援者である横山信治《よこやましんじ》氏（名古屋市立大学大学院医学研究科）から反論がありました（産経新聞、2008年6月4日朝刊）。

LDLレベルと2つの疾患群死亡率の関係（男性）

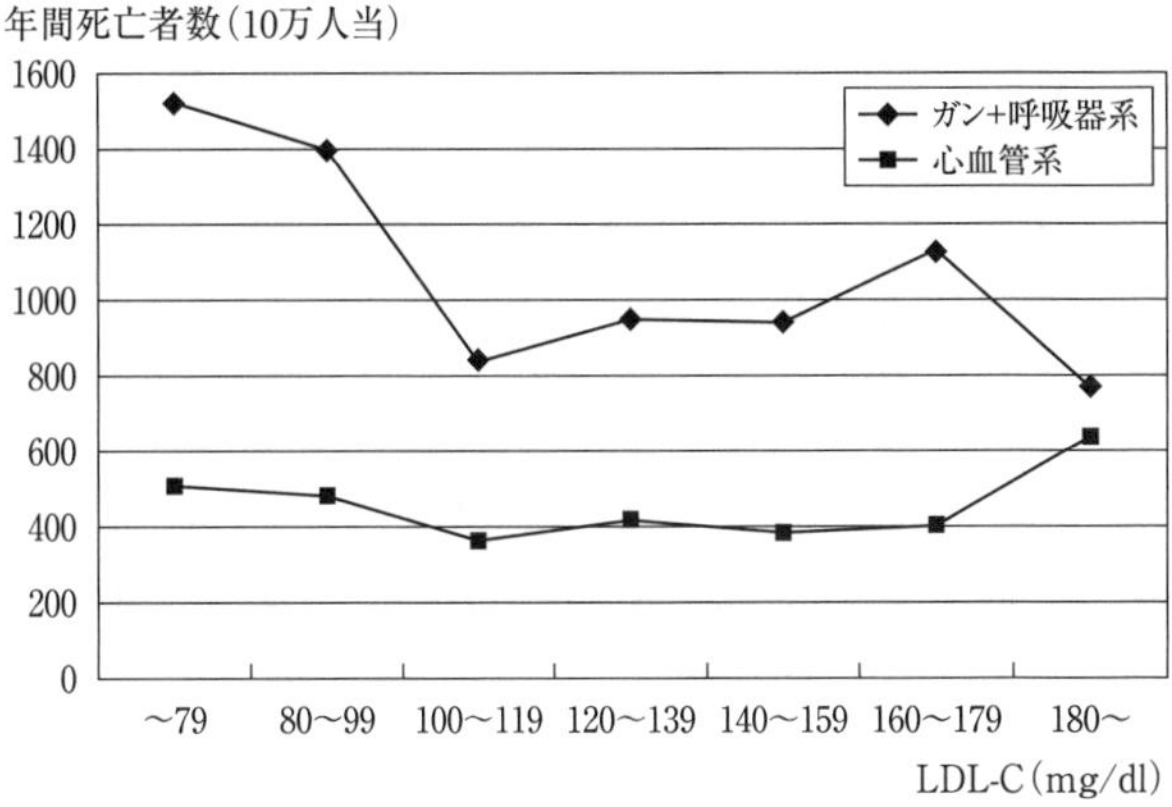

LDLレベルと2つの疾患群死亡率の関係（女性）

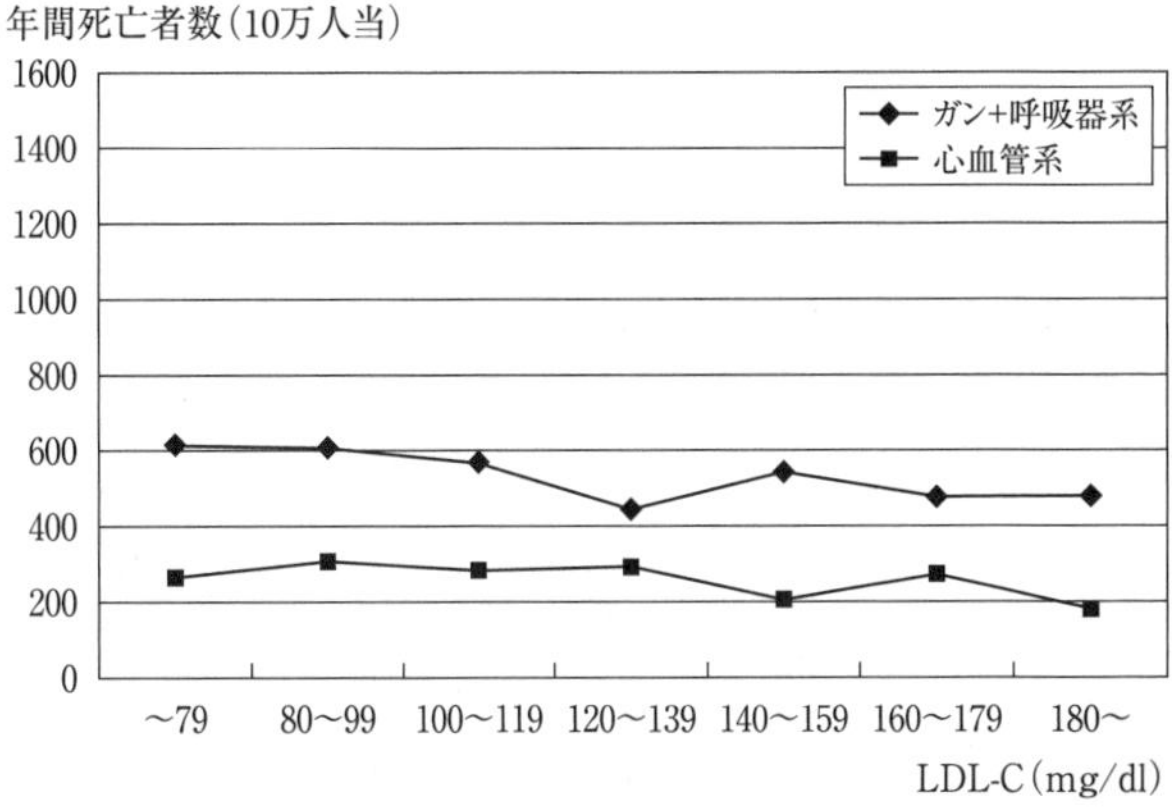

その一つは「コレステロール値が低いから死亡率が上昇するのではなく、死亡する原因によりコレステロール値が下がっている」というものでした。その原因として「肝臓病」をあげています。「肝臓の悪い人は、コレステロールの合成能力が落ちるから、結果としてコレステロール値が低くなる」と言うのです。「コレステロール値が低いと死亡率が高い」は「因果の逆転」としています。つまり、「コレステロール値の低い人たちは、死亡に至る病的状態であったから、コレステロール値が下がっていた」と主張するのです。

しかし、この主張を受け入れたとしても、コレステロール値が低いと将来の死亡率が上がることに違いはなく、低コレステロールに注意する必要性を否定することはできません。このようにコレステロール値が低いと将来の死亡率が増加する報告は、大阪府守口市（辻久子他：大阪医学、38、10—15、2004）と八尾市（Iso H, et al : J Clin Epidemiol, 47, 961-969, 1994）、福井市（白崎昭一郎：日本医事新報、3831、41—48、1997）、茨城県（入江ふじこ他：日本公衆衛生雑誌、48、95—108、2001）のデータからも発表されています。

私たちのデータやこれらの報告でも、低コレステロールによる死亡率上昇の原因の大部分は悪性新生物と呼吸器疾患で、肝臓病ではありません。つまり、肝臓が悪くてコレステロールが下がった場合でも低コレステロールにより免疫力が低下してガンや肺炎にかかりやすくなるのです。コレステロール低下薬の副作用に肝機能障害がありアます。つまり、コレステロール低下薬ではコレステロール値を低下させると同時に肝臓に障害を与えて、さらにコレステロール値を低下させて死亡率を高めている可能性があるのです。

今回のような住民を追跡するコホート研究では「因果の逆転」を避けるために、原因と結果の間に5~10年の時間差を取っています。また、1年以内の早期死亡を除いたり、健診を2年以上受診した人のみに限定しています。健診を2年以上受診した人は、その1回目の時点では健康な人が多く、少なくとも1年以上は自立した日常生活を送っていた人です。結果(死亡)が5~10年前に遡《さかのぼ》って原因(検査値)に影響している可能性は考えがたいのです。

もし、その時点で死亡に至る状態が起こっており、それが検査値に影響しているとしたら、そのような検査値に注意する必要があるという意味でも、住民を追跡するコホート研究の結果は重要です。医師が検査結果を見て、治療の必要があるかどうかを判断する場合も、将来の疾患の発症や死亡に至る可能性が高いかどうかで決めています。

また、「コレステロール値は高いままでよい」は誤りと主張しています。この「高い」という基準を我々は問題にしているのです。米国ではLDLコレステロール値の190mg/dl以上を「高い」（低リスク者に対して）としていますが、日本では140mg/dl以上を「高い」としています。

心筋梗塞の発症率が米国人の3分の1である日本人の大部分は低リスク者で、米国人より基準を厳しくする理由はありません。日本人男性では140〜159mg/dlで最も死亡率が低く、女性ではそれ以上でも死亡率が最も低いレベルに留まっているのです。つまり、日本人では日本動脈硬化学会の基準値である140mg/dl未満に下げる必要はなく、「高いままでよい」のです。

なにより、女性にコレステロール低下薬を飲ませているのは日本だけであり、しかも男性の2倍に達しているという事実が、日本におけるコレステロール問題の本質を表しています。

コレステロールが高くても、血管に炎症がなければ心筋梗塞や脳卒中にならない

欧米では死亡原因のトップが心筋梗塞であり、長らくその原因はコレステロールであると考えられてきました。心筋梗塞は、心臓の周囲を取り囲んで、心筋に栄養を送っている冠動脈が詰まることが原因となっています。この部位の血管を解剖して調べるとコレステロールが多く含まれていたため、「コレステロール悪玉説」が信じられてきました。

しかし、現在では心筋梗塞の本当の原因は血管の炎症であり、コレステロールは炎症を修復してくれていることが分かったのです(Scientific American, May, 29-37, 2002)。この論文によると、20世紀の終わり頃までは、すべての医師が「脂肪分の多い、いわゆるドロドロ血が血管壁にへばりついて塊(プラーク)を形成して、血管を詰まらせる」と信じていました。しかし、20年以上にわたる研究で、プラークは血管表面ではなく、血管内部から形成されてくることが分かってきたのです。

この原因は「血管の炎症」です。炎症とは怪我や腫れ物が赤く腫れた状態です。炎症は傷口や病気の治癒に必要な過程です。体の防衛隊がウィルスや細菌と闘っている状態なのです。この戦いが一段落すると細胞の修復が始まりますが、このときに細胞膜の原料であるコレステロールが必要なのです。従って、心筋梗塞を起こした冠動脈にコレステロールが多く見つかっていたのです。

血管を道路にたとえて説明してみましょう。アスファルトでできた道路に穴が開くと、補修するためにトラックでアスファルトが運ばれてきます。従って、道路工事現場にはいつもアスファルトが山積みされています。これで道路工事が完了して一件落着なのです。血管の炎症も同じことです。しかし、血管の炎症が続くと、同じところが何度も補修されて、血管が硬くなります。これが動脈硬化です。

また、血液中のコレステロールが異常に多いと、修理部位に余ったコレステロールが貯まってしまいます。これを異物と誤認識して、生体防御軍のマクロファージが攻撃をします。他の生体防御軍である白血球のTリンパ球なども戦いに加わります。こうして血管壁内が戦場となり、残骸などでプラークが形成されていくのです。

道路工事で投入するアスファルトが多すぎると、補修された所が盛り上がってしまいます。そうすると車がぶつかって新たな穴が開き、多すぎるアスファルトでさらに現場が盛り上がってしまうのです。形成されたプラークが血管を直接塞いでしまうこともありますが、新たな炎症やストレスによりプラークが破れて、これをきっかけにして血液凝固が起こって詰まったり、流れていったプラークが少し細くなった脳血管などで詰まって脳梗塞を起こすこともあります。

この新しい考え方では、血管の炎症のない人は、コレステロール値が高くてもかまいません。血管の炎症を起こす原因は研究中ですが、タバコ、トランス脂肪、肥満の尺度であるＢＭＩが35㎏／㎡を超える中高度肥満、高血糖、過労などの大きなストレスなどが危険因子とされています。

遺伝病で家族性高脂血症の人がいます。この人たちは、血中の脂質濃度を感知する受容体の働きが悪いため、生活習慣とは無関係に、必要以上にコレステロールや中性脂肪が上昇します。脂質が高くても病気になるわけではありませんが、タバコや高血糖により血管に炎症が起こると、高すぎる脂質のためにプラークが急成長してしまいます。この人たちは安全のため、普段から脂質を下げる治療を受けておくことが必要です。

家族性高脂血症では、薬で下げる必要がある場合も

500人に1人の割合で「家族性高脂血症」という遺伝病を持つ人がいます。常染色体優性遺伝で、子孫の5割に遺伝します。両親が家族性高脂血症で、子どもが両親の遺伝子を引き継ぐとホモ型と呼ばれ、片親のみの遺伝子を引き継いだ場合はヘテロ型と呼ばれています。ホモ型は2万5000人に1人の割合で発症します。

家族性高脂血症にはいくつかのタイプが知られていますが、多くの人は血中のLDLが高くなったことを知らせる受容体（反応装置）が欠損しているため、LDLが必要量以上に作られてしまいます。LDLが高くてもすぐに病気が発症するわけではなく、持続する血管の炎症と一緒になると心筋梗塞が発症します。

この病気に詳しい馬渕宏《まぶちひろし》氏（金沢大学大学院医学系研究科）によると、家族性高脂血症の男性では30歳くらいから心筋梗塞を発症する人があり、50歳までに半数が発

症します。女性では50歳くらいから発症があり、65歳までに半数の人が発症すると言われています。このため血管の炎症を防ぐ生活習慣を徹底する必要がありますが、生活習慣でコレステロールや中性脂肪を下げることは困難であり、極めて高い場合は薬物治療も必要です。

日本人全体の心筋梗塞患者は、70歳以上が77％、60歳以上が90％を占めています（厚労省：平成18年人口動態統計）。このように日本人の心筋梗塞は老化に伴う疾患としての様相が強いのです。馬渕宏氏のデータ（http://web.kanazawa-u.ac.jp/~med64/）では、40歳以下の若い心筋梗塞患者は37％、65歳以下で12％が家族性高脂血症患者ということです。従って、家族に60歳未満で心筋梗塞を起こした人がいれば家族性高脂血症ではないか、考えてみる必要があります。

次に、総コレステロール値がホモ型では500mg/dl以上、ヘテロ型では230～500mg/dlとされています。LDLコレステロールは、80～500mg/dlです。総コレステロール値やLDLコレステロール値が高くても、HDLコレステロール値はそれほど高くならないことが特徴です。従って、総コレステロール値が300mg/dl以上またはLDLコレステロール値が

200mg/dl以上で、HDLコレステロール値が男性で40mg/dl前後、女性で50mg/dl前後の場合は家族性高脂血症を疑う必要があります。皮膚や腱の黄色腫が認められた場合はかなり可能性が高いでしょう。

高脂血症の方が脳卒中にならない

欧米型の食事が増えて、高脂血症の人は「ネバネバ血」などと言われて、血管が詰まりやすく、心筋梗塞や脳卒中になりやすいとされてきました。しかし、食事が欧米化しているにもかかわらず、脳卒中は減少しています。

心筋梗塞も、高齢化や死亡診断書の書き方の変化を考慮すると、増加してはいないし、発症率は欧米の3分の1です。しかも、日本では心筋梗塞や脳卒中の大部分は高齢者であり、欧米のように壮年期での発症は少なく、生活習慣との関係より老化現象の様相を呈しています。

脳卒中急性期患者データベース構築研究グループ（JSSRS代表：小林祥泰―島根大学医学部附属病院長）が集めた脳卒中患者男性2万8060人、女性1万9722人のデータと、福島県郡山市の一般住民男性8265人、女性1万5546人のデータを比較しました。

脳卒中には、大きく分けて血管が詰まる「脳梗塞」、血管が破れる「脳内出血」、脳動脈瘤が裂ける「くも膜下出血」があります。まず、3つの病態の各患者と同じ性別と年齢を持つ人を住民の中から無作為に探します。このペアの比較をして、解析する方法は、症例対照(ケース・コントロール)研究と呼ばれています。症例は患者で、対照は正常者です。

今回は、この2群で脂質区分の比較をしました。脂質区分は、(1)正常または低脂質の人、(2)高脂血症とされているが非治療者、(3)高脂血症と言われて治療している人に分けられます。高脂血症の基準としては、次の日本動脈硬化学会の基準が臨床で使われています。次の一つでも該当したときに「高脂血症」とされています。

・総コレステロール　220mg/dl以上
・LDLコレステロール　140mg/dl以上
・中性脂肪　150mg/dl以上

まず、次のページの上の図に脳梗塞患者とその対照それぞれ2万2643人の比較を示します。「所見なし」が高脂血症でない人で、「未治療」が高脂血症ではあるが治療していない人、「治療」が高脂血症のため治療している人です。一般住民から、これらの3つの脂質区分から等しい割合で脳梗塞が発症すると仮定すると、一般住民と脳梗塞患者での脂質区分の比率は一致するはずです。

しかし、脳梗塞患者では、「所見なし」と「治療」の比率が一般住民より高く、「未治療」の比率が低いのです。これは、高脂血症とされても治療していない人が脳梗塞を起こしにくいことを意味しています。性別と年齢の影響を除く分析（多重ロジスティック回帰分析）により、脂質の違いと、治療の影響を分析しました。

まず、いずれも治療していない「所見なし」群と「未治療」群の間で、脂質の影響を調べると、高脂血症とされている人［未治療］の方が、脂質が正常とされている人［所見なし］より、発症危険度が0・28（信頼区間……0・26～0・29）と4分の1程度でした。次に、高脂血症とされている「未治療」群と「治療」群で、治療の影響を調べると、治療している人の方の発症危険度が4・6（信頼区間……4・3～4・

脳梗塞患者と一般住民における脂質区分（30〜99歳男女）

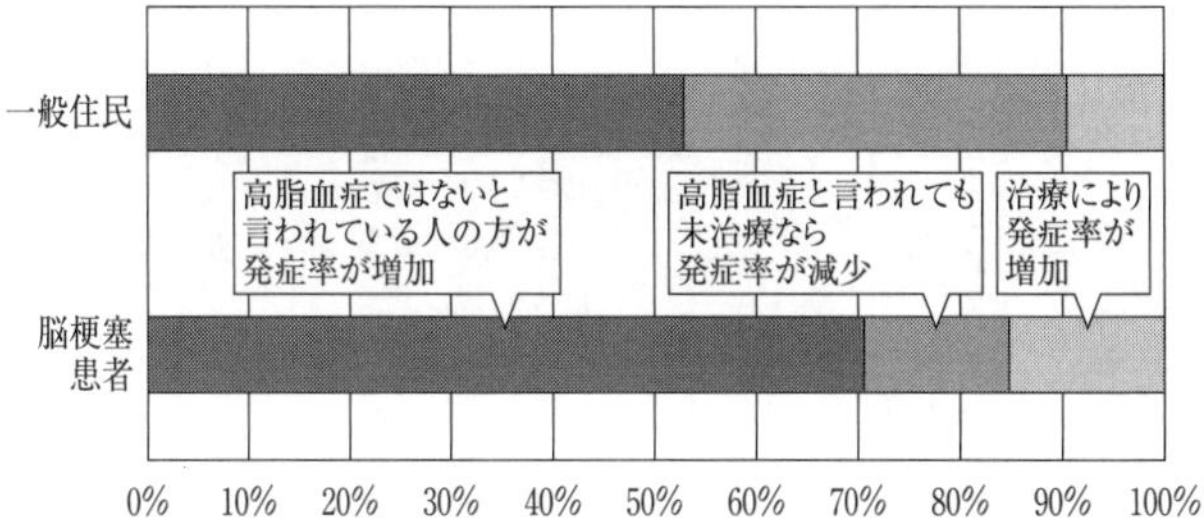

脳内出血患者と一般住民における脂質区分（30〜99歳男女）

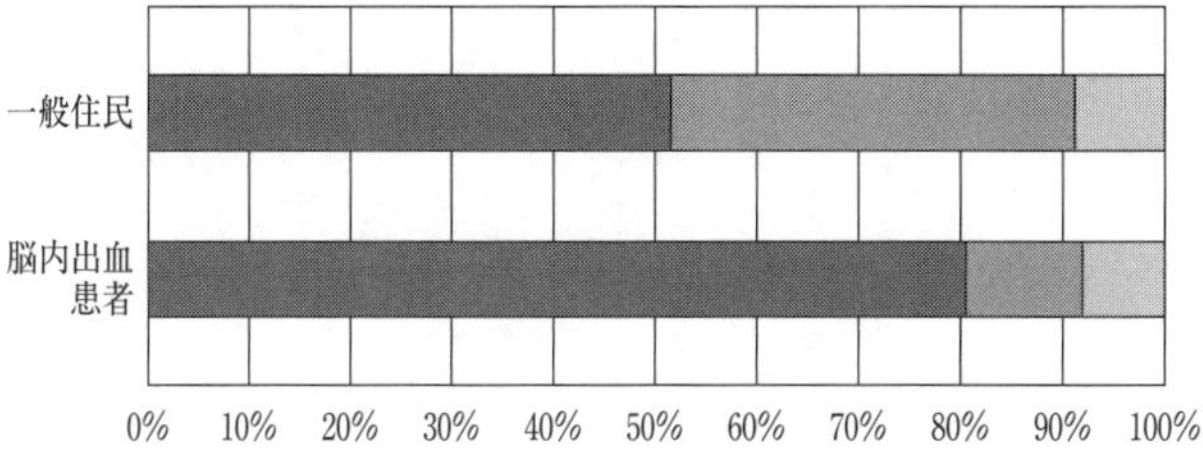

くも膜下出血患者と一般住民における脂質区分（30〜99歳男女）

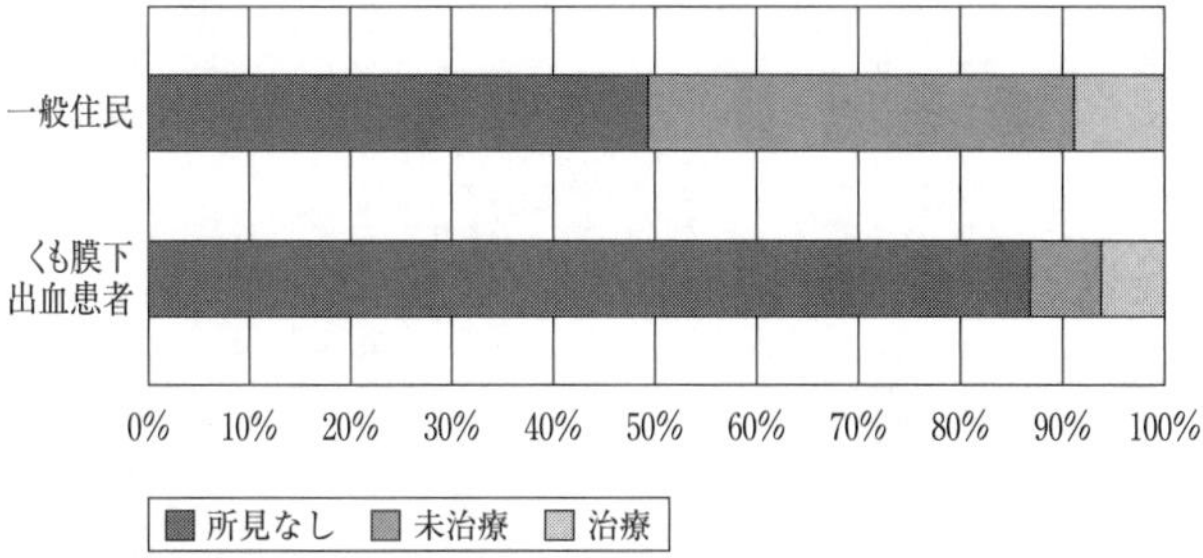

9）でした。

この分析でも、高脂血症といわれても治療しなければ、高脂血症でない人より脳梗塞になりにくいのが、治療するとその効果がなくなることを示しています。

《注釈》

この危険度はオッズ比と呼ばれています。競馬の好きな人はオッズという言葉を知っているでしょう。医学でのオッズとは、あるグループの「病気の人数÷正常者の人数」です。オッズ比とは、要因を持つグループのオッズを、要因を持たないグループのオッズで再度割り算した値です。

$$\text{オッズ比}=\frac{\text{要因を持つ人たちのオッズ}}{\text{要因を持たない人たちのオッズ}}=\frac{\left(\dfrac{\text{要因を持つ患者の人数}}{\text{要因を持つ正常者の人数}}\right)}{\left(\dfrac{\text{要因を持たない患者の人数}}{\text{要因を持たない正常者の人数}}\right)}$$

要因が病気の発症と関係が深いなら、要因を持つ患者が多くなり、要因を持たない正常者が相対的に少ないはずです。オッズ比が1より大きいときに、要因が病気と関係すると判断されることになります。1より小さいときには、要因は病気を予防する効果があることになります。

信頼区間とは、データの変動を考慮したオッズ比の範囲であり、1・0を含まなければ統計的有意な要因となります。

ここでは、高脂血症でも治療しなければ脳梗塞の予防に効果があり、高脂血症に対する治療は脳梗塞の発症率を高めることを意味しています。

一般住民と脳内出血患者それぞれ５０６６人の比較を73ページの中の図に示します。高脂血症のオッズ比は０・18（信頼区間……０・16〜０・20）で、脳梗塞以上に脂質の高い方が脳内出血を予防していました。治療オッズ比は３・３（信頼区間……２・８〜４・０）であり、脳梗塞と同様に、高脂血症の治療は脳内出血の発生を増やすようです。

一般住民と、くも膜下出血患者それぞれ２１９３人の比較を73ページの下の図に示します。２つの集団での脂質区分の比率はさらに差が大きくなっています。高脂血症のオッズ比は０・09（信頼区間……０・07〜０・11）であり、脂質の高い方がくも膜下出血の発症率が10分の１程度少なくなっています。治療のオッズ比は４・９（信頼区間……３・７〜６・５）であり、脂質を下げる治療をすると発症危険度が約５倍ほど高まっています。

脳梗塞と脳内出血は男性に多く、くも膜下出血だけが女性に多く、更年期での発症が多くなっています。同じ出血ではありますが、脳内出血は高血圧と関係し、くも膜下出血と高血圧の関係はわずかです。この2つの理由が未解明でした。しかし、若い女性は低脂質の人が多く血管の形成が不十分であり、動脈瘤を持ったこのような女性で更年期の血圧が上昇する時期に発症しやすいと考えるとつじつまがあいます。

高脂血症の方が脳卒中の程度は軽い

脳卒中の状態の善し悪しを判定する臨床指標として、国内のJSS、米国のNIHSSとmRSがあります。次のようなチェック項目で数値化されます。いずれも高い数値の方が臨床状態が悪いのです。

・modified Rankin Scale（mRS）0〜6

0：まったく症状がない、1：日常生活は自立、2：活動は障害されているが自立、3：一部介護・自立歩行、4：要介護、5：ベッド生活、6：死亡

・Japan Stroke Scale（JSS）の評価項目　−0・67〜28・15

意識、言語、反応無視、視野欠損または半盲、眼球運動障害、瞳孔異常、顔面麻

痺、足底反射、感覚系、運動系

・National Institutes of Health Stroke Scale（NIHSS）の評価項目　0〜42点
意識水準、意識障害、注視、視野、顔面麻痺、上肢の運動、下肢の運動、運動失調、感覚、言語、構音障害、無視

先のＪＳＳＲＳグループが集めた脳梗塞の患者で、高脂血症治療の影響を除くために、正常とされている人たち（1万５７０６人）と、高脂血症ではあるが未治療の人たち（３２０８人）の臨床指標を比較しました。ここでは「正常」をあえて「低脂質」群と表記しました。入院時と退院時の両方で、臨床指標を比較した図を82〜87ページに示します。

この図は箱ひげ図といわれるもので、横軸が2つの群を示し、縦軸が臨床指標となっています。箱の下側（25％タイル値）、中の太い線（50％タイル値＝中央値）、上側（75％タイル値）で、全体の人数を4等分しています。

つまり、箱から下、箱の下から中の線の間、箱の中の線から上の間、箱の上にそれぞれ25％ずつの人が存在します。箱から延びる髭《ひげ》は箱の高さの１・５倍までの範囲で

実際にデータが存在する位置を示しています。髭の外は「外《はず》れ値《ち》」と呼ばれています。

低脂質群と高脂質未治療群の箱ひげ図を比較すると、高脂質未治療群の箱ひげ図の方が低い位置にあります。つまり、高脂血症とされている人で未治療群の方が臨床状態が良いことを意味しているのです。このことは入院時（82ページ）にも、退院時（83ページ）にも当てはまるので、万が一、脳梗塞になったとしても、入院時の症状が軽く、予後も良いのです。

よく見ると、低脂質群と高脂質未治療群で、中央値以下は同じですが、高脂質未治療群では中央値以上の低いことが分かります。つまり、高脂質未治療群では臨床指標の悪い人が少ないのです。高脂血症と言われる人の方が血管の状態が良いため、臨床指標も良くなっているものと考えられます。

脳内出血患者（84～85ページ）では、脳梗塞患者と比較して臨床指標は全体に悪いのですが、低脂質群（３３９７人）と高脂質未治療群（480人）では脳梗塞の場合より差が開いています。高脂質未治療群の方が、中央値自体も低くなっており、臨床指標が全体として良いことを示しています。

くも膜下出血（86〜87ページ）では、低脂質群（1623人）と高脂質未治療群（82人）の臨床指標化でも、高脂質未治療群は中央値以上の臨床指標の悪い人が少ない傾向にはありますが、人数が少ないため統計的に有意な差があるのは、退院時のNIHSSのみでした。

《注釈》

箱ひげ図の説明

＊外れ値がある場合は、髭に含まれる人数はその分少なくなります。

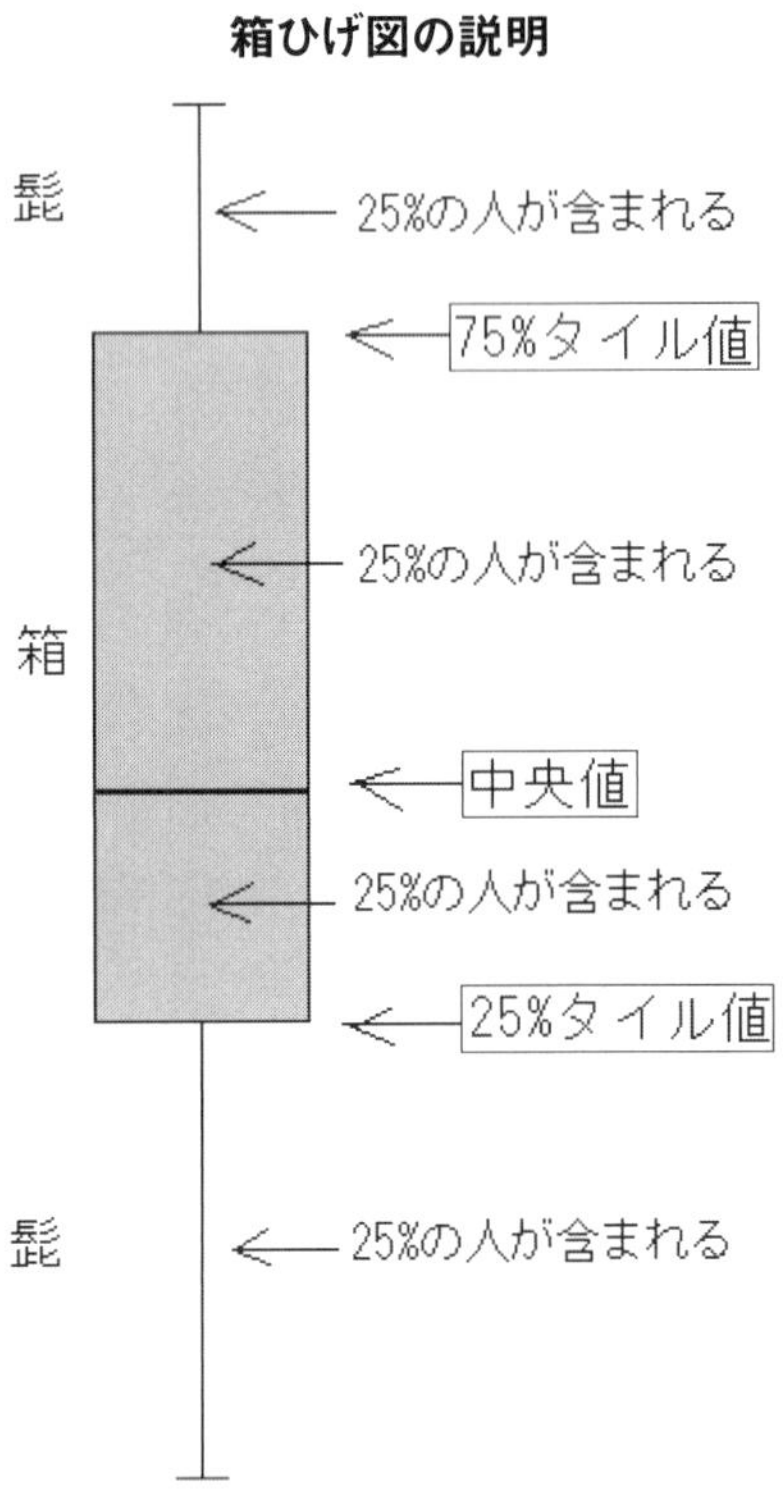

＊中央値と25％タイル値または75％タイル値が一致することもあり、その場合は箱の中央の線が書かれていません。
＊25％タイル値または75％タイル値にデータが集中していることもあり、その場合は髭が書かれていません。

《注釈》

図の下のｐの値は、統計仮説が成立する確率を示しています。

統計仮説は「……は等しい」と設定され、この値が０・05未満であると、意味のある差、つまり有意差ありと判断されます。

ここでは、ｐは「低脂質群と高脂質未治療群で臨床指標が等しい」という統計仮説の確率であり、０・05未満（ｐ＜０・05）で有意差ありと判断されます。

ｐ＜０・００1とは等しい可能性が極めて少ないことを意味しており、差は極めて明らかであることを示しています。

脳梗塞患者の入院時臨床指標の比較

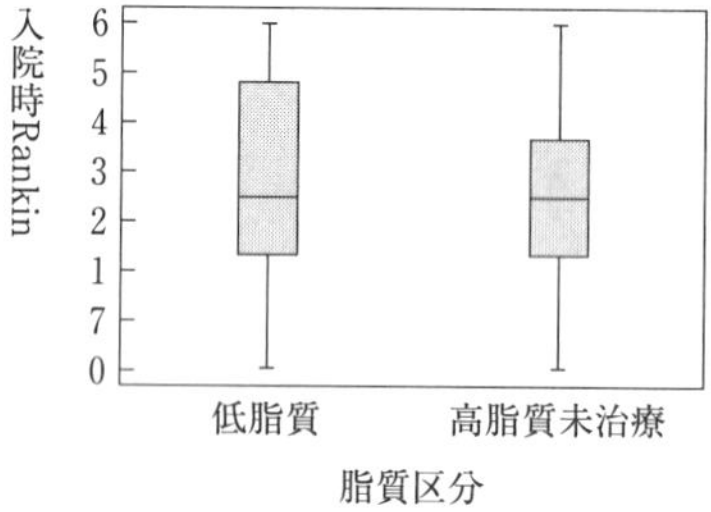

（有意差あり、P＜0.001）
入院時のmRS

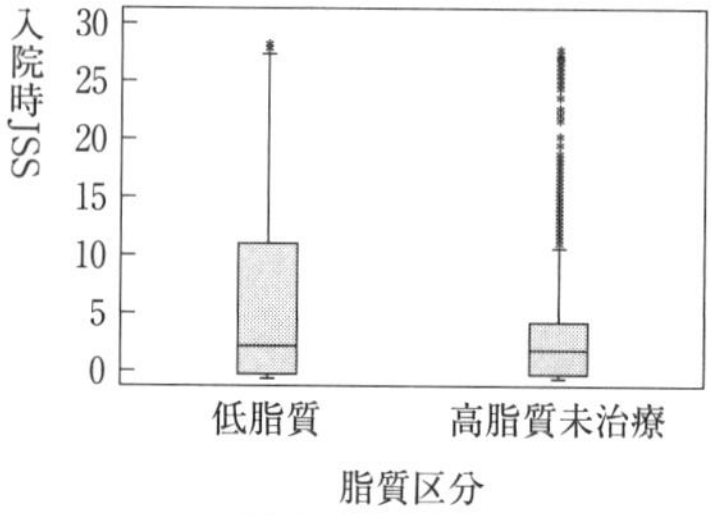

（有意差あり、P＜0.001）
入院時のJSS

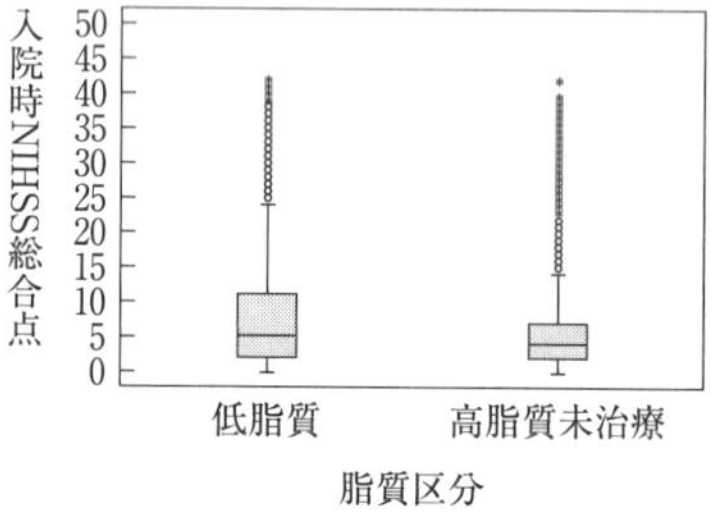

（有意差あり、P＜0.001）
入院時のNIHSS

脳梗塞患者の退院時臨床指標の比較

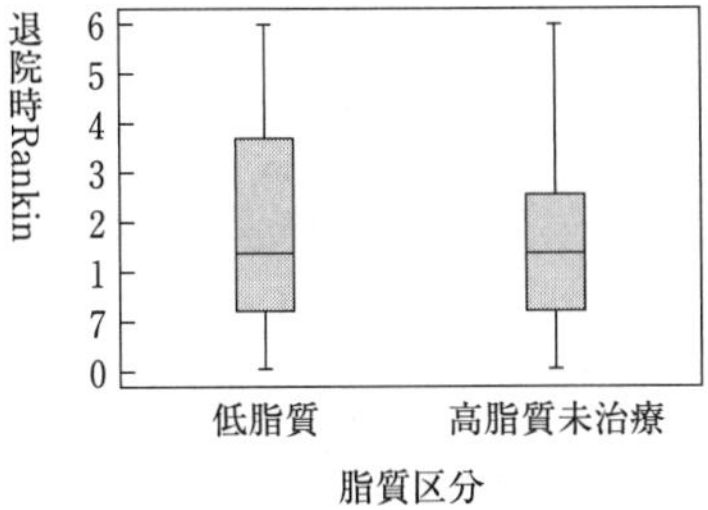

(有意差あり、P＜0.001)
退院時のmRS

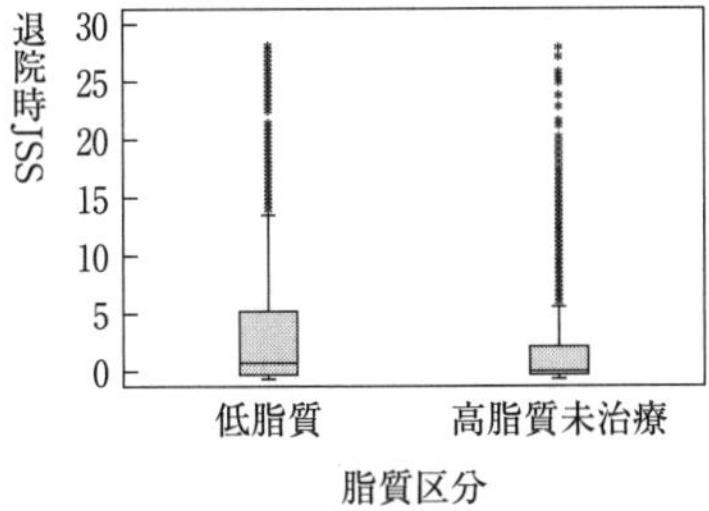

(有意差あり、P＜0.001)
退院時のJSS

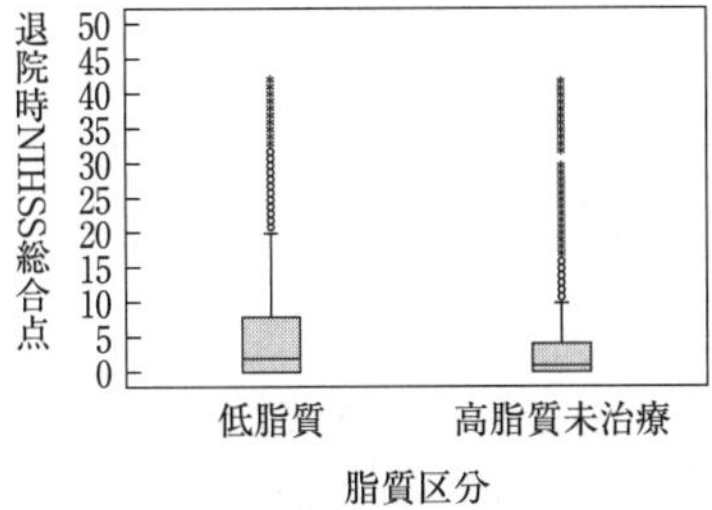

(有意差あり、P＜0.001)
退院時のNIHSS

脳内出血患者の入院時臨床指標の比較

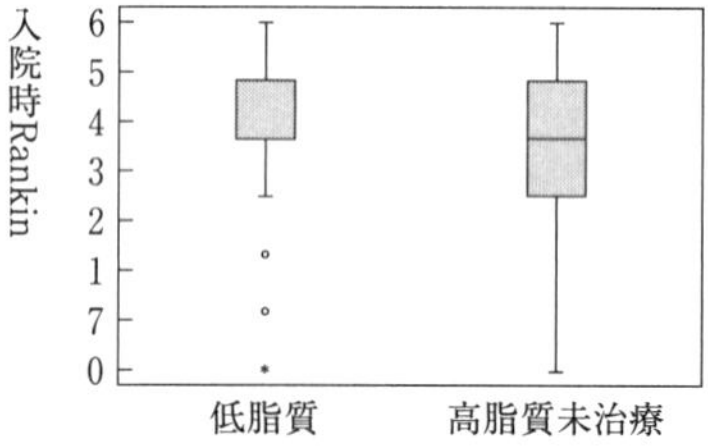

脂質区分

（有意差あり、P＜0.001）
入院時のmRS

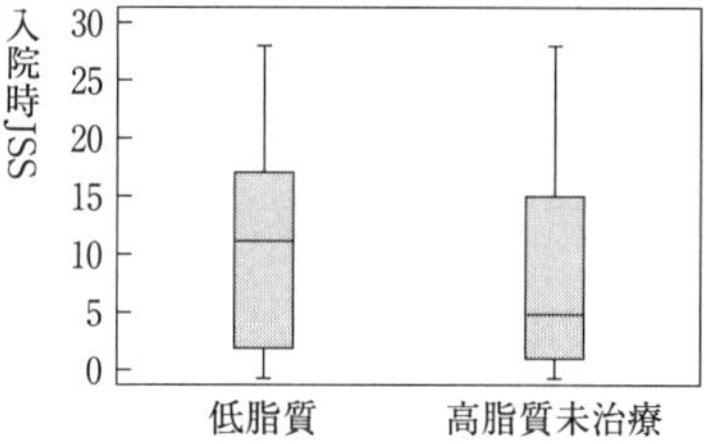

脂質区分

（有意差あり、P＜0.001）
入院時のJSS

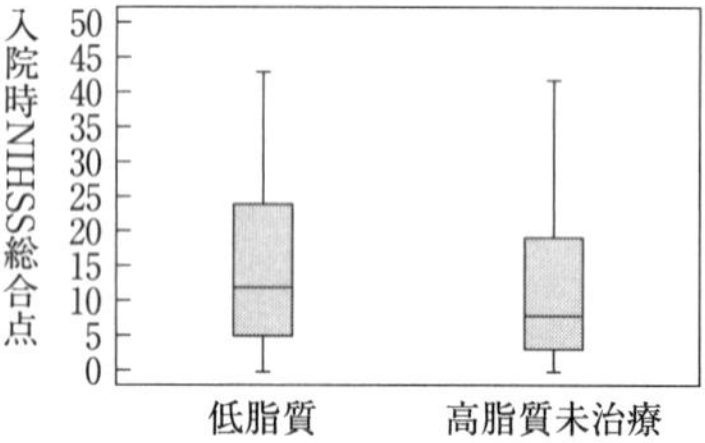

脂質区分

（有意差あり、P＜0.001）
入院時のNIHSS

脳内出血患者の退院時臨床指標の比較

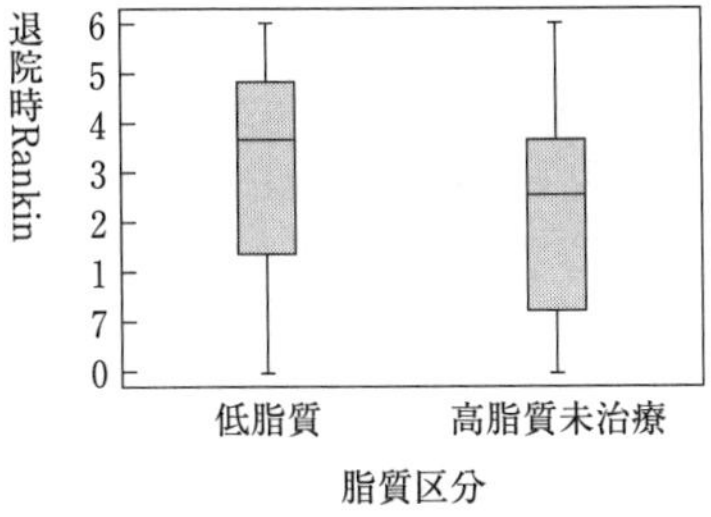

（有意差あり、P＜0.001）
退院時のmRS

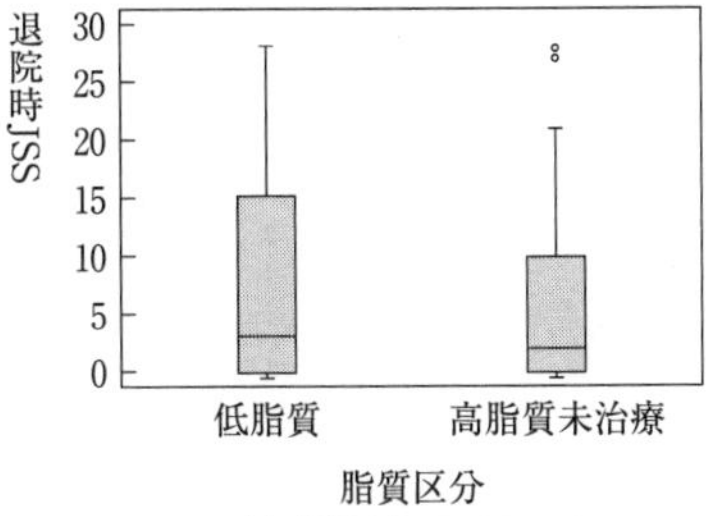

（有意差あり、P＜0.001）
退院時のJSS

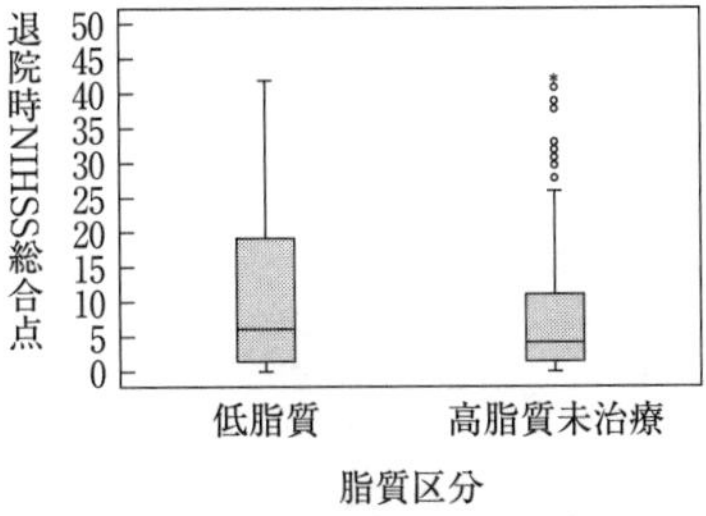

（有意差あり、P＜0.001）
退院時のNIHSS

くも膜下出血患者の入院時臨床指標の比較

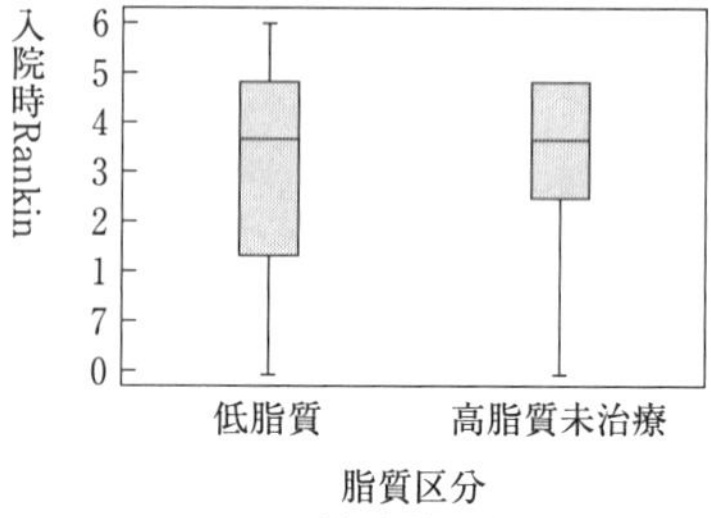

（有意差なし）
入院時のmRS

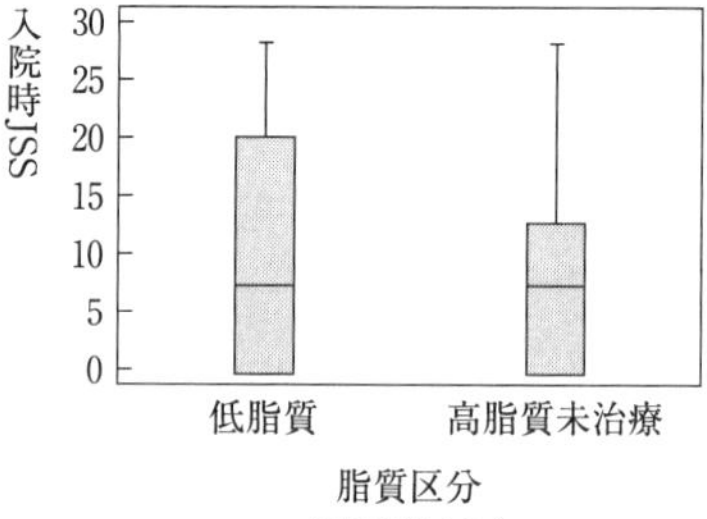

（有意差なし）
入院時のJSS

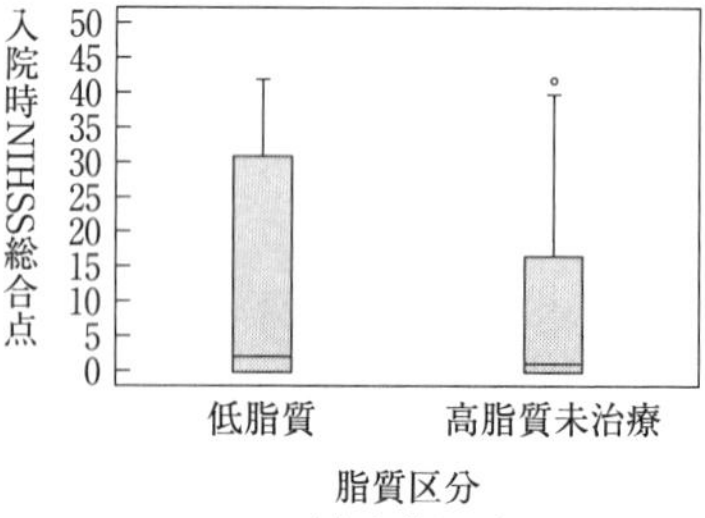

（有意差なし）
入院時のNIHSS

くも膜下出血患者の退院時臨床指標の比較

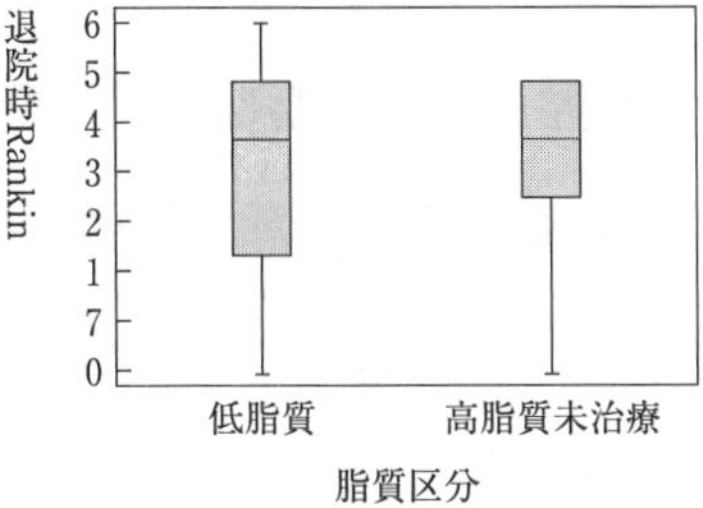

（有意差なし）
退院時のmRS

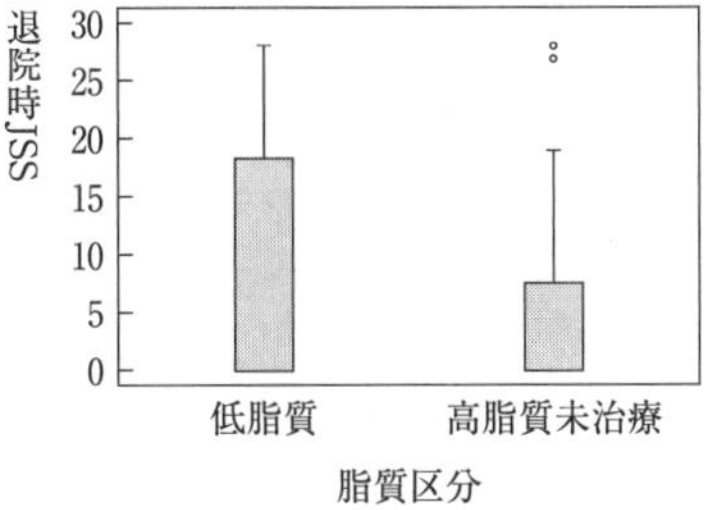

（有意差なし）
退院時のJSS

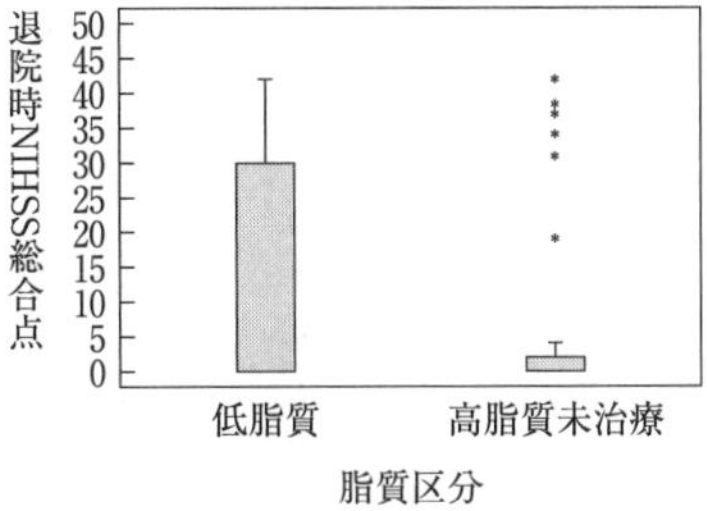

（有意差あり、P＜0.05）
退院時のNIHSS

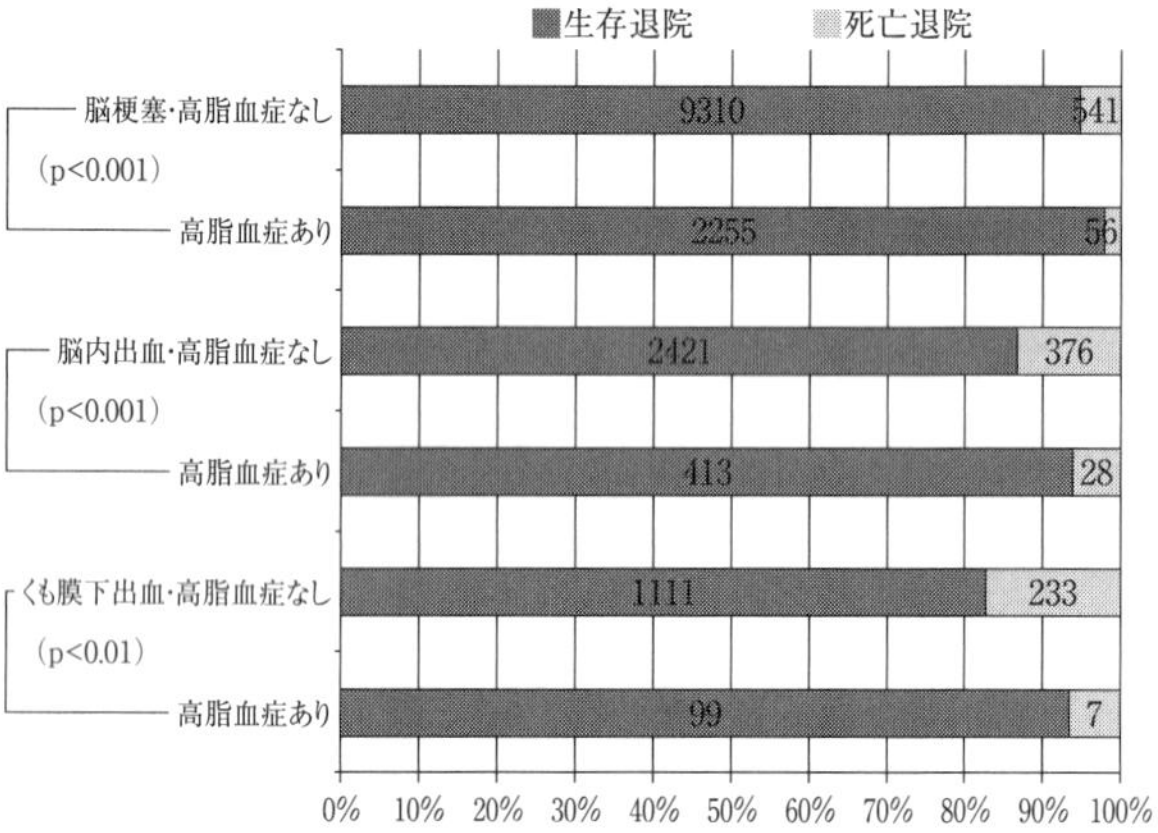

（数字は、それぞれの人数）

高脂血症の方が脳卒中の死亡率が低い

先のＪＳＳＲＳが２０１０年までに集めた脳卒中患者の解析結果で、高脂血症とされている人の方が、脳梗塞、脳内出血、クモ膜下出血とも、入院中の死亡率が２分の１から３分の１であることが分かりました。（大櫛陽一他：脳卒中　２０１０・32・２４２―２５３）

結局、高脂血症とされた人の方が、脳卒中の発症率が低く、発症しても症状は軽く、入院しても死亡率が低いのです。日本の基準では、高脂血症とされた人の方が栄養状態が良く、脳血管の状態も良いと思われます。

第三章　低コレステロールの危険性

低コレステロールは死亡率が上がる

日本人で初めてコレステロール低下薬スタチンの効果を調べた研究があります(Matsuzaki M etal : Circulation Journal, 66, 1087-1095, 2002)。J―LITと名付けられたこの研究では、総コレステロール値が220㎎/㎗を超えている35〜70歳の男性と、閉経後で70歳までの女性の4万1801人に対してシンバスタチンという薬(商品名:シンスタチン)が投与されて、6年間追跡した結果が報告されています。男性が31・6%、女性が68・4%で、女性が男性の約2倍となっています。

結論として、この薬で総コレステロール、LDLコレステロール、中性脂肪がそれぞれ平均して18・4%、26・8%、16・1%減少しました。冠動脈疾患の死亡率は総コレステロール値で240㎎/㎗以上、LDLコレステロール値で160㎎/㎗以上、中性脂肪で300㎎/㎗以上で上昇するとしています。ただし、総死亡率では総コレステロール値およびLDLコレステロール値が低いときにも大きく上昇すると報告しています。これを図にして次に示します。

総コレステロール値は日本動脈硬化学会の基準である220㎎/㎗を超えた240〜259㎎/㎗の群が

総コレステロールレベルと死亡率（J-LIT　一次予防）

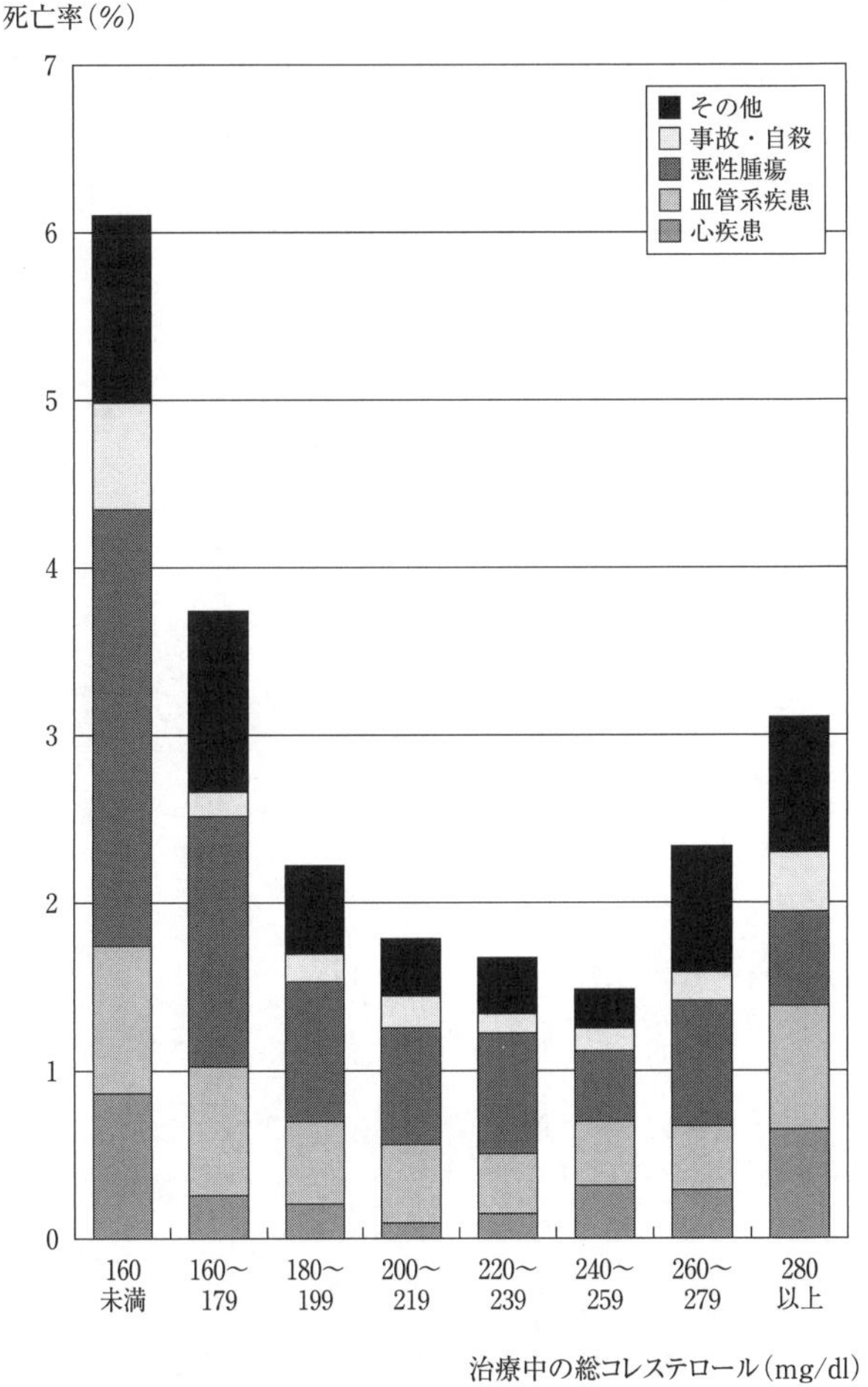

最も死亡率が低いのです。このことは先に示した全国17万人のメタアナリシスの結果と一致しています。また、低コレステロールで死亡率が大きく上昇することも一致しています。

問題は、260mg/dl以上で死亡率が上昇する現象が報告され、冠動脈疾患に限れば240mg/dl以上で死亡率が増加するとしている点です。このような現象は、今までに報告された日本人のデータには見られない現象です。J―LITの対象者は、最近1ヵ月以内に心筋梗塞か脳卒中、コントロールの悪い糖尿病、重症の肝臓疾患か腎臓病、悪性腫瘍などにかかった人は除外されています。

しかし、コレステロールと死亡率の関係に最も影響を与える家族性高脂血症の人は除かれていません。J―LIT対象者の総コレステロールは平均値270mg/dl、標準偏差34mg/dlと報告されています。この値はかなり高いので、家族性高脂血症の人が多く含まれている可能性があります。もし、家族性高脂血症の人が多く含まれていると、高コレステロール群での死亡率、特に冠動脈疾患の死亡率を見かけ上引き上げてしまうことになります。

全国70万人の健診結果から、性別と年齢を同条件にした22万2860人で家族性高脂血症が強く疑われる総コレステロール値330mg/dl以上の人数比率を計算しました。その率は0・2%で、家族性高脂血症の率と一致しました。そこで、J―LITとまったく同じように総コレステロール値220mg/dl以上の人8万2013人で、330mg/dl以上の率を調べると0・5%でした。J―LITの対象者では統計的な方法により330mg/dl以上の率は3・9%と推計されました。

この率は一般健診受診者の7・8倍にあたることになります。J―LIT治療中の総コレステロール値が240〜259、260〜279、280mg/dl以上の群では、治療前の総コレステロールの平均値はそれぞれ282、294、322mg/dlでした。総コレステロール値が330mg/dlを超えて家族性高脂血症が疑われる人の比率は、それぞれ6%、18%、54%と推計されます。これは一般人の0・2%に対して、それぞれ30倍、90倍、270倍となるのです。つまり、高コレステロール群で死亡率が上昇しているのは、家族性高脂血症の人の影響が大きいと考えられるのです。

従って、J―LITの結果は、低コレステロールと家族性高脂血症の危険性を示しているだけなのです。

恣意的《しいてき》に選ばれた無作為化臨床試験の対象者

薬の効果を確かめる最も信頼性の高い方法として、対象者を公募して、クジ引き（無作為化）により2群に分け、本物の薬を投薬する群と、ニセモノを与える群で、将来の疾患の発症率を比較する方法があります。心理的な影響を除くため、本物かニセモノかは本人も医師も分からないようにします（二重盲検法《にじゅうもうけんほう》）。

日本では、ニセモノを与えることに抵抗があったり、本人に秘密で試験を行なうことに理解が得られないことが多く、厳密な無作為化二重盲検法による試験は行なわれることはまれです。このため、信頼性を犠牲にした簡便法が使われています。この簡便法での試験結果については、薬の効果について問題点をチェックして解釈する必要があります。

日本人を対象としたコレステロール低下薬（メバロチン）の効果に関するMEGA studyと名付けられた試験があります。手順は次のとおりです。

（1）対象者を集める
（2）無作為に2群に分ける
（3）片方は食事療法のみ、もう一方は食事療法とコレステロール低下薬の両方
（4）5年間追跡して、心血管系疾患の発症率を調べる
毎回の検査結果は本人に知らされます。

この試験の結果、日本人でのコレステロール低下薬の効果が認められたとしています。総死亡率には統計的な有意差はなかったのですが（p＝0・055）、冠動脈疾患の発症率は食事療法＋メバロチン群の方が低い（p＝0・01）と報告されています（The Lancet, 368, 1155-1163, 2006）。

この試験方法について、問題点を調べてみました（性差と医療、3、223―230、2006）。

《注釈》

ここでは、前者のpは「2群で総死亡率が等しい」という統計仮説の確率であり、0・05以上なので、有意差なしと判断されました。後者のpは「2群で冠動脈疾患の発症率が等しい」という統計仮説の確率であり、0・05未満なので

まず、対象者に問題があります。公募により集められたのではなく、医療機関が患者を選んで集めたのです。このときに、非常に偏《かたよ》った集団となってしまいました。MEGA studyの対象者と郡山市および伊勢原市の住民との比較表を次ページに示します。住民の男女比率をMEGA studyの対象者と一致させました。この結果、年齢、BMI、喫煙率には有意な差はありませんでした。合併症でも、高血圧率には有意な差がなく、検査結果でも血清脂質や血圧では有意な差がありませんでした。

しかし、MEGA study対象者の糖尿病比率は一般住民の約3倍であり、空腹時血糖値は10㎎/dl程度、HbA1cは0・6％高く、統計的にも有意な差となっていました。従って、この試験の結果を糖尿病ではない人に当てはめることはできません。糖尿病患者は血管の炎症が起きやすく、高コレステロールの影響を受けやすいのです。逆に言うと、コレステロール低下薬の効果が出やすいのです。しかし、この集団で効果が得られたとしても、糖尿病ではない人で同じ効果が得られるわけではあり

MEGA studyと一般住民での各種比較

		MEGA study		郡山市+ 伊勢原市
		食事療法群	食事療法+ プラバスタチン 併用群	TCH:220～ 270mg/dl
				男女比を調整 [男 31.65%: 女 68.35%]
人数	[人]	4,051	3,958	16.741
平均年齢	男性[歳]	55.2	55.0	58.6
	女性[歳]	59.8	59.6	61.1
BMI (平均値)		23.8	23.9	23.7
現在の喫煙率	[%]	14.9	16.0	15.6
合併症	高血圧[%]	41.2	40.6	42.5
	糖尿病[%]	**20.3**	**20.1**	**7.8**
血清脂質 (平均値)	TC[mg/dl]	242.5	242.6	238.1
	LDL-C [mg/dl]	155.6	156.2	150.3
	HDL-C [mg/dl]	57.4	57.3	60.4
血圧 (平均値)	収縮期血圧 [mmHg]	132.5	132.0	132.4
	拡張期血圧 [mmHg]	78.9	78.5	78.4
糖尿病指標	**血糖値 [平均値 mg/dl]**	**109.0**	**109.1**	**99.8**
	HbAlc [平均値 %]	**5.9**	**5.9**	**5.3**

※MEGA studyの対象者は一般住民に比べて、糖尿病が約3倍、血糖値が10mg/dl高く、HbAlcが0.6%高い。

ません。

次に、食事療法の問題です。これは、米国の古いコレステロール治療ガイドラインNCEP　ATP　Ⅱ（Circulation, 89, 1332-1445, 1994）に従って行なわれました。その内容は現在ではまったく間違った指導内容とされています。「バターの代わりにマーガリンを使う」、「魚を避ける」、「卵を週4個以内に制限する」とされているのです。

しかし、マーガリンには人工的なトランス脂肪が多く含まれ、血管の炎症を高めてLDL―Cを増やすことが分かってきました。魚の脂にはEPAやDHAなどが含まれていて、魚を多く食べる人ほど心筋梗塞の発症率が低いことが多数報告されています（浜崎智仁：コレステロールは高いほうが病気にならない、ベスト新書、2005）。

卵には抗炎症作用があり、摂取を控えるとこの効果の恩恵を受けられません。この本に書きましたが、卵の摂取量が多い人ほど体の炎症が抑えられてLDL―Cが低いのです。従って、この誤った食事療法を厳守するほど、心血管系疾患が増えるのです。

食事療法単独群とコレステロール低下薬併用群での食事療法遵守《じゅんしゅ》率は未発表ですが、食事療法単独群では薬が出されない分、余計に誤った食事療法を厳守したと想像されます。食事療法の遵守率が公表されるまで、この試験の成果を信用できません。サブグループ解析で統計的な有意があったのは、60歳以上の高齢者、血圧正常者、非喫煙者です。付録2（201〜203ページ）のフラミンガム得点を見ると、高齢者、血圧正常者、非喫煙者では得点が低いのが分かります。つまり、心筋梗塞の危険性のない人たちであり、コレステロール低下薬など必要としない人たちなのです。

しかし、ＭＥＧＡ ｓｔｕｄｙでは、これらの人たちに効果があるとしています。これは何かおかしい。一般的に、これらの人たちの性格を推測すると、健康に関心が高い人たちのはずです。この人たちに薬の効果が出たとは考えにくいので、この人たちの食事単独群に冠動脈疾患が多く発症した可能性が高いのです。多分、食事の遵守率が最も高かった人たちと思われます。ＭＥＧＡ ｓｔｕｄｙの犠牲者かもしれません。

卵を多く食べてもコレステロール値は高くならない

米国の古いガイドライン（NCEP ATP II : Circulation, 89, 1332-1445, 1994）では、卵に多く

のコレステロールが含まれるから一般の人で週4個、心筋梗塞リスクの高い人では週2個以内に摂取を控えるようにと勧告していました。また、その次のガイドラインでも、一日のコレステロール摂取量を200㎎/dl未満にするべきとされていて（NCEP ATP III：Circulation, 106, 3143-3421, 2002）、鶏卵の消費が落ちていました。

しかし、体内のＬＤＬコレステロールの8割は肝臓で作られ、食事により摂取される量は2割であり、食事での摂取が増えて一時的にＬＤＬコレステロール値が上昇しても、肝臓で作られる量が抑えられて、数ヵ月すると元の値に戻ることが知られています。つまり、肝臓は体に必要な量を作るように調整しているのです。

このような機能は恒常性《こうじょうせい》（ホメオスタシス）と呼ばれています。例えば、食事をして血糖値が上がっても、膵臓《すいぞう》からインスリンが分泌されて血糖は肝臓や筋肉に送られ、血液中の血糖値は元の値に戻ります。同様に、運動をすると体内での発熱が多くなりますが、皮膚での末梢血管拡張や汗により放熱されて、体温は一定に保たれています。

最近になって、卵の黄身に含まれるルテインが、米国高齢者の失明原因のトップで

1週間あたりの鶏卵摂取量とLDLコレステロール値

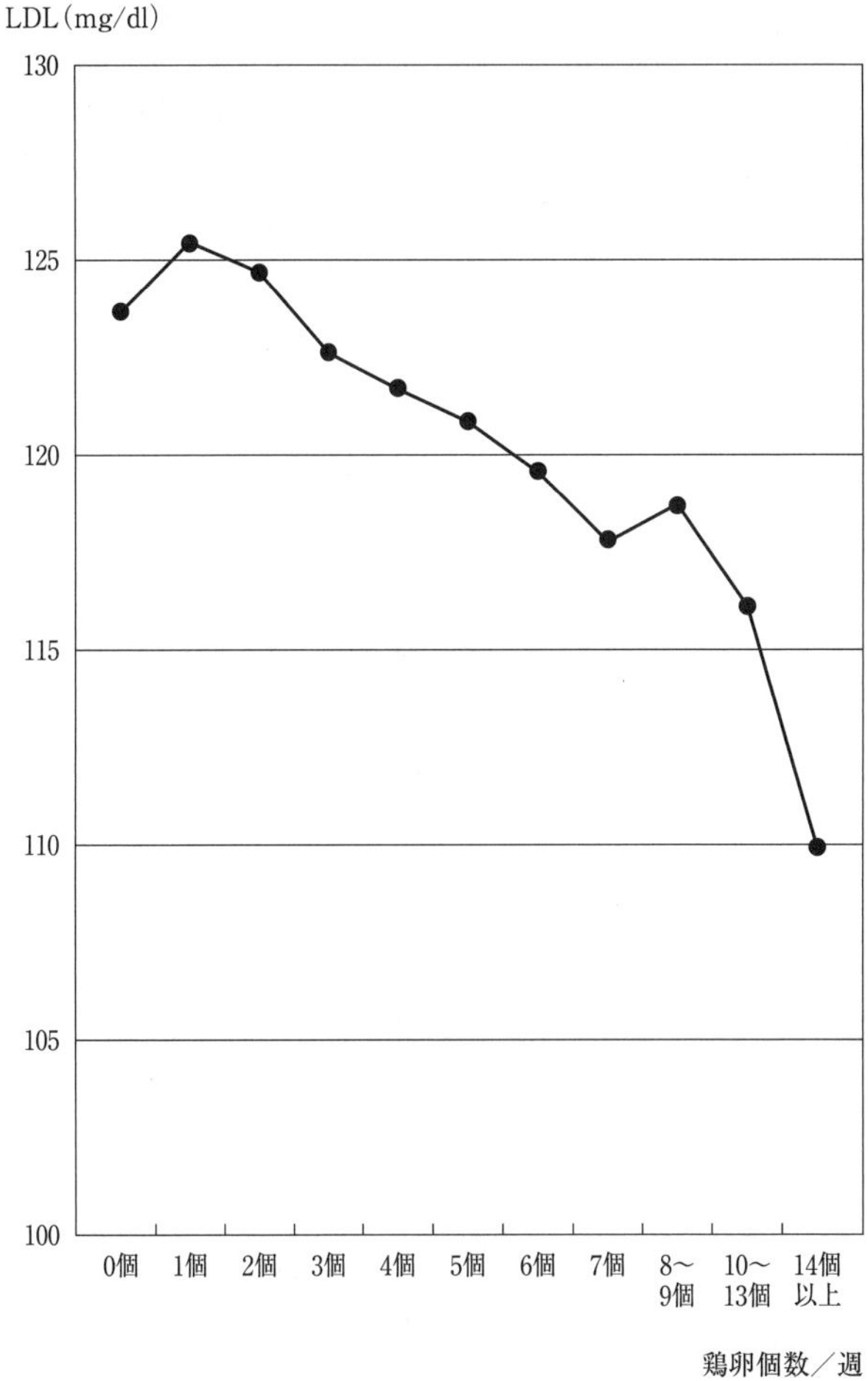

ある黄斑変性症《おうはんへんせいしょう》や白内障を予防する効果の高いことが分かったこともあって、卵の消費量が増加しつつあります。黄身のレシチンや白身に含まれるシスチンにも、ＬＤＬを下げる効果が報告されています。卵の白身にはリゾチームが含まれ、細菌に対する溶菌作用で繁殖を抑えます。

このように卵の摂取は組織の炎症を抑えて、ＬＤＬを下げます。これを証明する日本のデータを前ページの図で示します。新潟県上越保健所管内８万９１５９人の卵の摂取量とＬＤＬコレステロールの関係を調べたものです。従来の常識と反して、また最近の米国での報告と一致するように卵摂取量の多い人の方がＬＤＬが低いのです。これは卵が体の炎症を予防する効果によるものと思われます。炎症が少なくなると体内でのＬＤＬ需要は減少し、肝臓での生産が抑えられ、血中濃度も下がるのだと思われます。

ただし、卵の摂取量が増えていないのに、ＬＤＬが低下を続ける場合は、肝機能障害により、必要量が生産されていない可能性があります。この場合は肝機能をチェックしておく必要があります。また、ガンや炎症による組織破壊が大きく進行している場合も、肝臓で作るＬＤＬの供給が追いつかなくなり、血中濃度が低下することがあります。このような場合は組織破壊によりＨＤＬが増えるので、ＨＤＬの変化をチェックする必要があります。当然、ガン検診を受けたり、炎症の原因を調べる必要があります。とにかく人間の体は複雑なので、単純に理解できないことも多いのです。

日本人でコレステロール低下薬が必要な人は少ない

多くのデータや分析結果を示しましたが、日本人でコレステロール低下薬を必要とする人は人口の０・２％にあたる家族性高脂血症の人と、心筋梗塞既往歴があったり、男性で糖尿病の人などのように血管に持続する炎症のある人に限られます。血管に炎症のある人は、その原因を取り除けばコレステロール低下薬の必要はありません。すなわち、タバコ、トランス脂肪、高血糖、ストレスを避ける生活習慣を心がければコレステロール低下薬は不要なのです。

コレステロール低下薬として使われているのは、ほとんどがスタチンと言われる種類の薬です。スタチンはＨＭＧ—ＣｏＡ還元酵素阻害剤とも呼ばれ、肝臓でＬＤＬコレステロールが作られる過程を止める機能を持っています。肝臓は体の化学工場であり、酢酸《さくさん》→HMG—CoA→メバロン酸→コレステロール→LDLというようにして合成しています。通常、体で必要となるLDLの80％は肝臓で作られ、20％が食事から摂取されます。

肝臓で作るべき量は、体内にあるLDL受容体（センサー）からの信号により調整されています。家族性高脂血症の人は、この受容体からの信号が肝臓に届かないため、必要以上のコレステロールが製造されてしまうのです。家族性高脂血症の男性は、放っておくと50歳までに50％の人が心筋梗塞を起こします。

この人たちのために開発された薬がスタチンです。スタチンは、HMG—CoAからメバロン酸が作られる過程で必要とされる酵素の働きを阻害して、コレステロールの製造を抑えます。このようにスタチンは家族性高脂血症の人にはなくてはならない薬です。しかし、男性の家族性高脂血症患者は全人口の0・1％と少ないため、製薬企業では大きな収益が得られません。このため生活習慣でコレステロールの上がった人にも対象を広げ、さらにその基準を下げることで売上を大きく伸ばしました。しかし、これらの人には本来スタチンは不要なのです。

コレステロール低下薬の種類

スタチンという薬には、いくつかの種類があり、その効果や副作用が異なります。1973年に最初にメバスタチンが発見されましたが、商品化されませんでした。初めて商品化されたのは、1987年のロバスタチン（商品名：メバコール）です。日本では1989年にプラバスタチン（商品名：メバロチンなど）が作られました。これらはカビから作られており、第1世代と呼ばれています。

第2世代は化学合成により作られました。シンバスタチン（商品名：リポバスなど）、フルバスタチン（商品名：ローコール）、セリバスタチン（商品名：セルタなど）などです。

最後のセリバスタチンは副作用のため2001年に回収され、以後製造中止となっています。2000年から第3世代と呼ばれるスタチンが登場して、次第にシェアを伸ばしており、2007年の金額ベースでは50％を超えました。

日本では、アトルバスタチン（商品名：リピトール）、ピタバスタチン（商品名：リバロ）、ロスバスタチン（商品名：クレストール）が販売されています。第3世代の特徴は、肝臓で代謝されずに効果が持続することです。しかし、「肝臓で代謝されない」、「効果が持続する」ということは、もし副作用が発症すると薬を止めても治らないことを意味しています。

コレステロール低下薬の恐ろしい副作用

どのような薬であっても、生体には異物であり、副作用は避けられません。薬を飲む必要があるかどうかは、常に効果と副作用のバランスです。日本で最も多く服用されていたメバロチンの添付文書では、薬の再審査時点で3・09％の人に副作用が認められたとあります。薬の審査データを集める期間は半年から1年です。

この副作用の中には「横紋筋融解《おうもんきんゆうかい》」という運動に使う筋肉が解けるという重篤な副作用も含まれています。横紋筋融解が起こると、歩行困難になったり、重症化すると呼吸も困難になります。

横紋筋が解ける前には筋肉痛があり、これに気づかずに服用を続けて尿がチョコレート色になったときには、すでに、横紋筋融解が始まっているのです。頻度不明とされているので、過去の副作用情報を調べてみました。薬剤添付文書や副作用は次のホームページで閲覧できます。日本医薬品医療機器総合機構　http://www.info.pmda.go.jp/

２０００〜２００４年の５年間で、合計１２０８件の副作用情報が登録されていました。最も多い副作用が「筋骨格系および結合組織障害」で23％、その大部分が横紋筋融解と筋肉痛でした。どの薬剤でも生体には異物なので、共通して発症する肝機能障害（15％）、肝胆道系障害（13％）、皮膚および皮下組織障害（９％）も報告されています。

これは全国で起こっている副作用の氷山の一角です。この情報は製薬企業からの報告のみで、医師や患者による直接の報告ではありません。特に、２００４年４月からは、厚労省への報告から独立行政法人医薬品医療機器総合機構（ＰＭＤＡ）への報告へ変更になりました。この機構の運営費の90％は製薬企業に頼っていると言われています（医薬ビジランスセンター：薬のチェックは命のチェック25号、91―101、２００７）。

このため、メバロチンの副作用報告数も、2000年から2003年までは年間250件前後の報告がありましたが、2004年以降大幅に減少しており、2006年には49件になっています。このように信用性に欠ける薬害情報の現状に対して問題指摘がされており、厚労省と独立した「医薬品庁」設置の検討が始められました（毎日新聞、2008年7月27日朝刊）。

新しい薬ほど効果は高いが副作用も多い

さて、第3世代のスタチンの副作用をリバロで調べてみました。半年から1年間の臨床試験中での副作用は22・2％と、第2世代の約7倍になっていました。5年間服用を続けるとほぼ全員に副作用が発症すると予想されます。重篤な副作用には、やはり「横紋筋融解」があげられています。報告された症例では、死亡が2％、未回復が6％、不明が4％でした。クレストールでも副作用の発症率は18・8％、リピトールでは8・7％とされています。

医師が「患者を診ないで、病気だけを診ている」とよく言われますが、コレステロールが下がりさえすれば満足する医師が多いことは事実です。コレステロール低下薬を服用する前に、患者自らが、その必要性と、効果と副作用のバランスをチェックしておかなければなりません。

また、どのような副作用が出るかを十分に認識しておき、服用をしているときは筋肉痛や皮膚の掻痒《そうよう》などの自覚的な副作用以外に、定期的な肝機能や腎機能の検査を受けて、自覚できない副作用にも注意すべきです。副作用は突然起こり、非常に激しい症状を来すことも知っておくべきです。1年飲んでいるからといって安心はできません。

男性にとってHDLコレステロールは善玉とは言えない

HDLコレステロールはコレステロールの回収役で、血管の掃除をしてくれるので善玉コレステロールと信じられていました。しかし、住民の追跡結果から意外なことが判明したのです。先の伊勢原市住民でのHDLコレステロールと死亡率の関係を111ページの図に示します。上が男性で、下が女性です。いずれも横軸が5段階のHDL

レベルで、縦軸は原因別死亡率です。女性では、HDLが高くなるに従って死亡率が低下しています。

しかし、男性では50〜59mg/dlで死亡率が最低となっていますが、高HDL特に80mg/dl以上でも死亡率が上昇しているのです。となると、男性にとってはHDLは善玉と言えないようです。特にガン（悪性新生物）による死亡率の上昇が目立ちます。

男性が高HDLで死亡率が上昇する原因を理解するために、各HDLレベルでのLDLの分布図を113ページに示します。この図は前にも述べましたが、箱ひげ図といわれるものです。脳卒中の臨床指標を低脂質群と高脂質群で比較したときにも用いました。横軸が各HDL群を示し、縦軸がLDLの分布となっています。箱の下側（25%タイル値）、中の太い線（50%タイル値＝中央値）、上側（75%タイル値）で、全体の人数を4等分しています。

つまり、箱から下、箱の下から中の線の間、箱の中の線から上の間、箱の上にそれぞれ25%ずつの人が存在します。箱から延びる髭《ひげ》は箱の高さの1・5倍までの範囲で

HDL-Cレベルと原因別死亡率（男性）

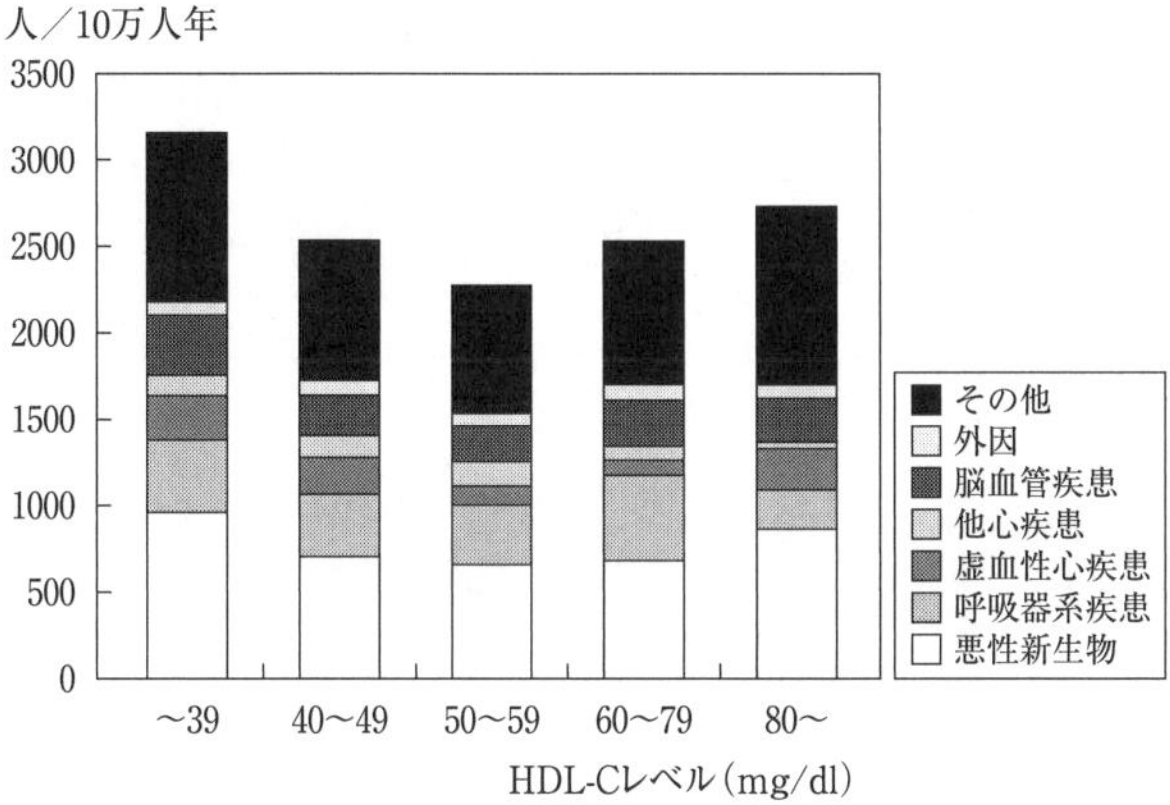

HDL-Cレベルと原因別死亡率（女性）

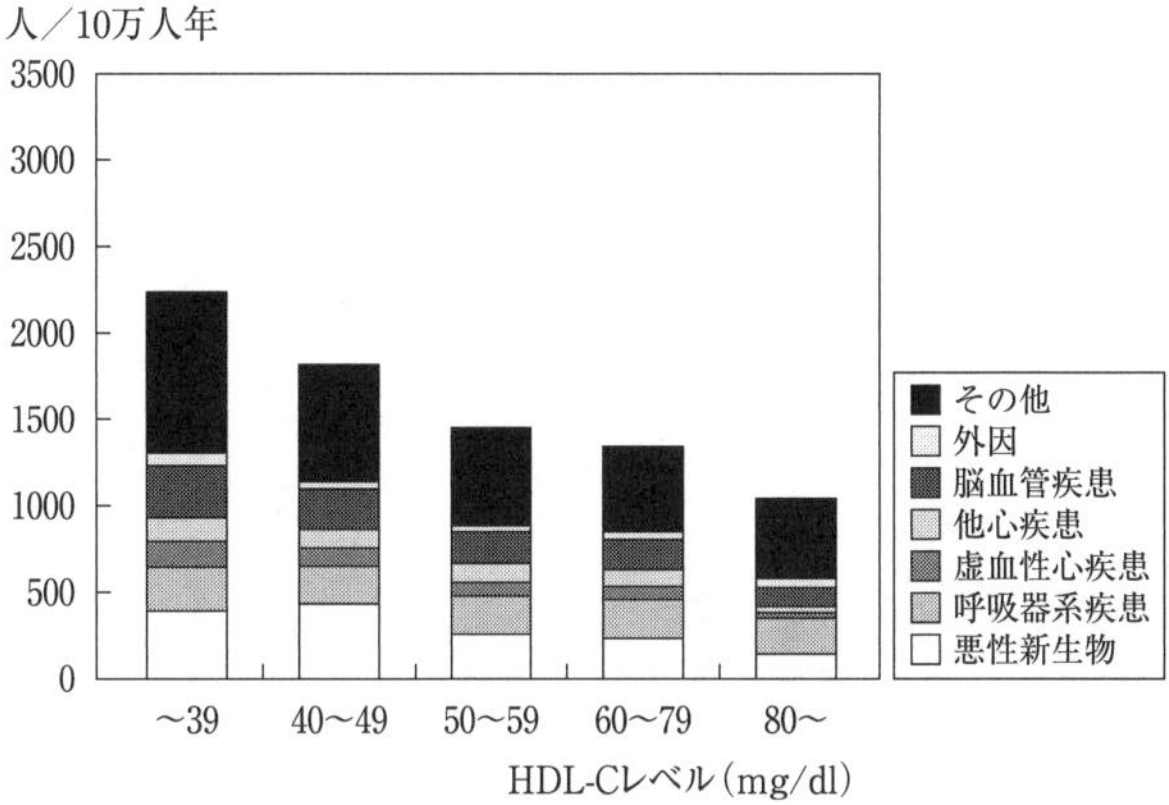

実際にデータが存在する位置を示しています。髭の外は「外《はず》れ値《ち》」と呼ばれています。一番右のＨＤＬが80mg/dlを超える群では、ＬＤＬの中央値がほぼ100mg/dlです。つまり、この群ではＬＤＬが100mg/dl未満の人が半数を占めていることを示しています。ＬＤＬと死亡率のところでみたように、男性ではＬＤＬが100mg/dlになると悪性新生物などによる死亡率が上昇するのです。

ガンになると組織破壊により、そのスクラップであるＨＤＬが増加し、ＬＤＬの充足が追いつかないためＬＤＬが低下していると推測されます。低ＬＤＬになると、さらにガンが発達するという悪循環に陥る可能性があります。女性ではこのような現象はみられず、ＨＤＬの上昇により一様に死亡率が低下しています。女性は男性よりＬＤＬコレステロール値が高いのでＬＤＬ不足に陥ることは少ないと思われます。

HDLを上げるには運動しかない

男性ではＨＤＬが40mg/dl未満、女性では50mg/dl未満で死亡率が上昇します。これらの値を超えるような生活習慣が望ましいのです。低いＨＤＬを高めるには、運動により組

HDLコレステロールレベルとLDLコレステロール（男性）

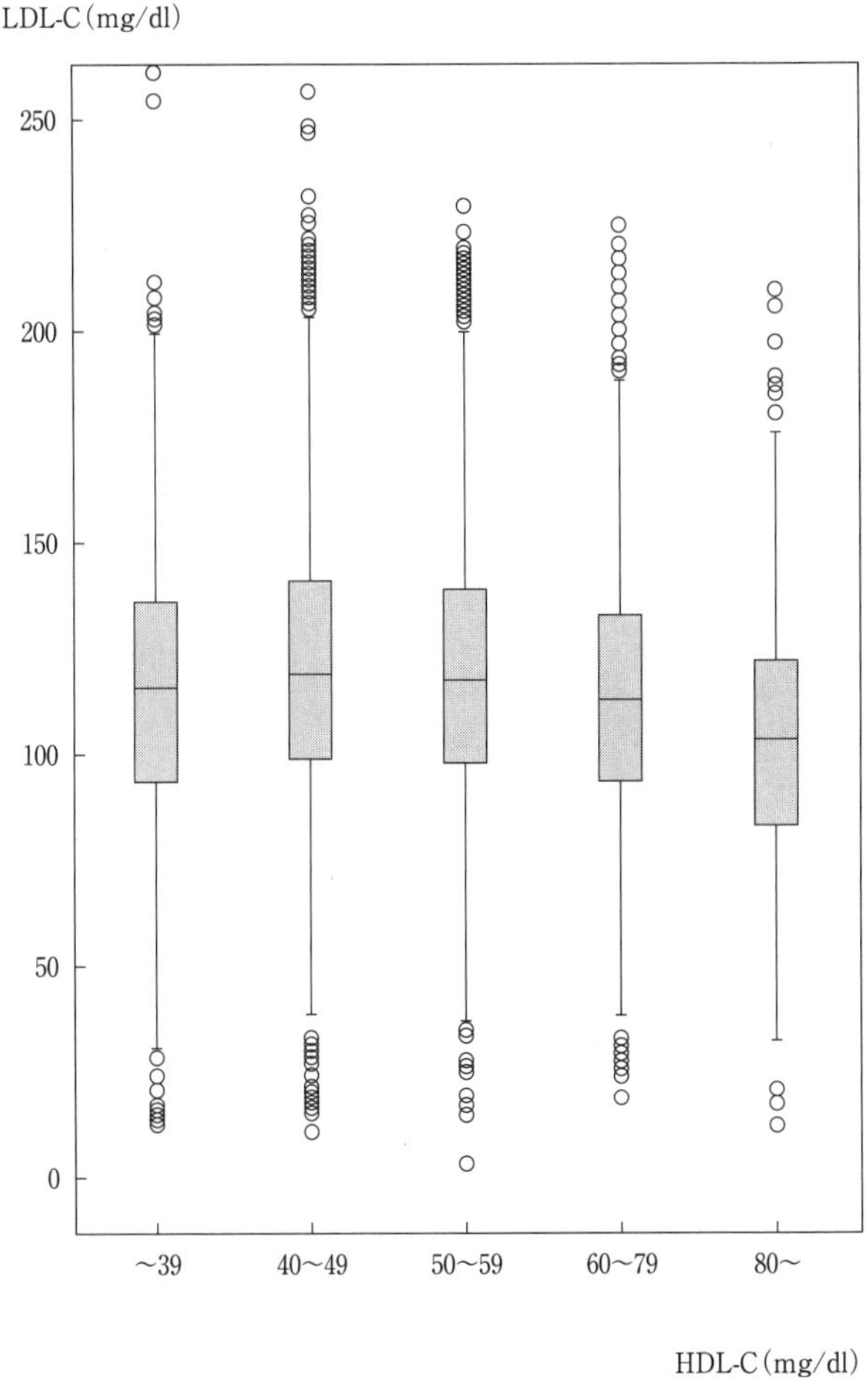

織の代謝を高めるしか方法はありません。食事や薬による研究も提案されていますが、確実な効果を得られず、薬には副作用がつきものです。

私の例を紹介しましょう。私は秋の職場健診と、2000年からは毎年3月に人間ドックも受診してきました。HDLは1999年から健診や人間ドックに組み入れられました。次の図は私のHDLの変化を示しています。4本の折れ線は、日本総合健診医学会の男女別・5歳ごとの基準範囲です。上下の2本の範囲が基準範囲（正常範囲）であり、中央の2本の範囲が目標範囲です。正常範囲は正常者の中央95％を含む範囲で、目標範囲は正常者の中央50％を含む最適な範囲です。

実は、私は当時極度の運動不足が続いていました。このため新陳代謝が落ちて、HDLは40㎎/㎗付近を低迷していたのです。このような運動不足状態が続くと、糖尿病の危険性が高まります。糖尿病になると虚血性心疾患などへの危険性につながります。尿酸も高い状態が続いており、2003年に尿路結石ができて、激しく耐え難い痛みを経験しました。尿酸が高くても、この一時的な痛みを耐えていれば、尿から石が排出されて一件落着なのです。

著者自身のHDLコレステロールの変化（10年間）

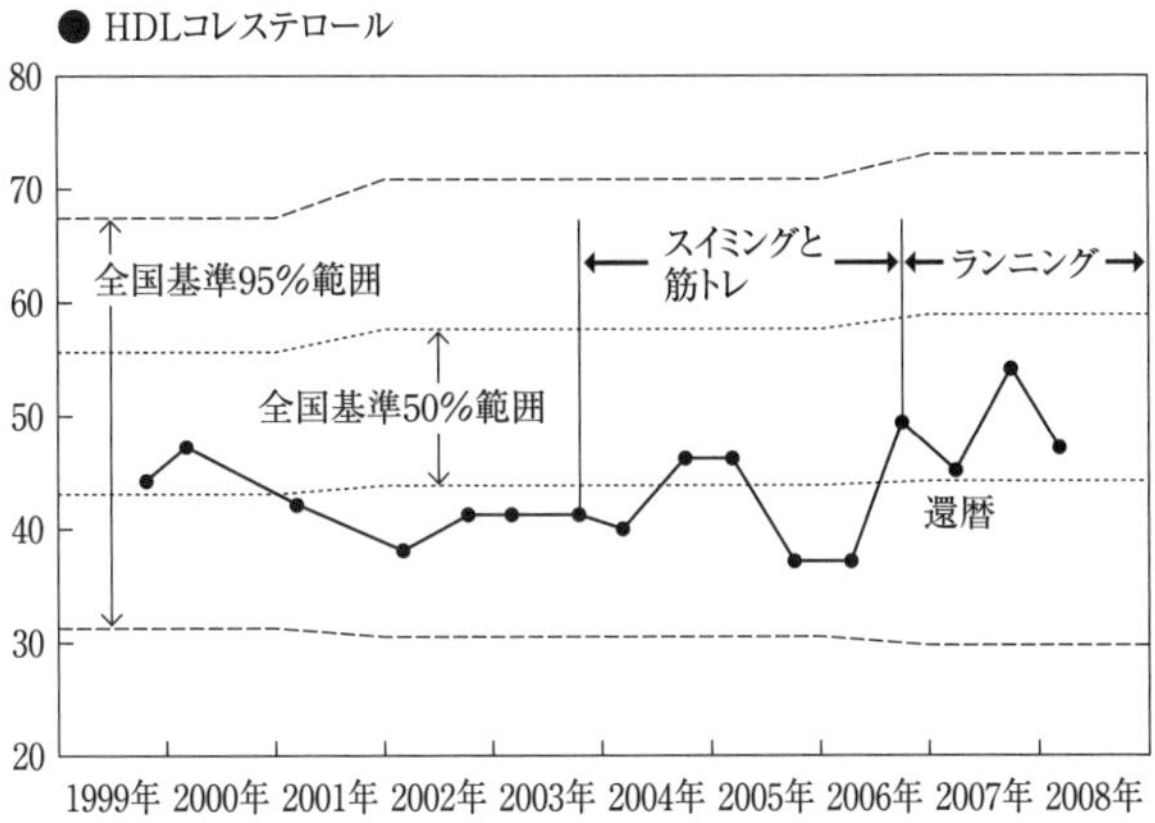

しかし、そうはいっても2度と経験したくない痛みですし、尿酸に関する研究としてもおもしろいということで、週2回、1回1時間を目標に夕食前のスイミングを始めました。また、寝酒をできるだけセーブしました。その代わりに、できるだけ毎日、就寝前に15分間、スクワット、腹筋、ダンベル（1・5kg）で無酸素運動をしました。その結果、翌2004年秋の職場健診では目標範囲内に入ったのです。その後、運動をさぼると目標範囲より下になりましたが、最近は昼食前45分間の軽いランニングを中心に運動を続けており、目標範囲を維持しています。

第四章　中性脂肪に薬はいらない

中性脂肪は高くても死亡率に影響しない

最近は、メタボリックシンドロームの影響で中性脂肪が悪物あつかいにされていますす。中性脂肪を下げるお茶や油などもしきりに宣伝されています。体を働かせるにはエネルギーが必要です。

人間のエネルギー源は食事で、食事に含まれる炭水化物、タンパク質、脂質がエネルギーの3要素です。炭水化物とタンパク質は1gで4kcalのエネルギーを蓄えられますが、脂質は1gで9kcalを蓄えることができます。従って、体に重力の負担を少なくしてエネルギーを蓄えるためには、脂質で蓄えるのが効率が良いのです。

このため、炭水化物は消化されてブドウ糖になり、筋肉や脳のエネルギー源となります。これが余ると一部はブドウ糖の固まりであるグリコーゲンとして肝臓などに蓄えられ、大部分は肝臓が脂質に変えるのです。

脂質の中でコレステロールは体の構造物（細胞膜）や情報伝達物質（神経とホルモン）として使われ、中性脂肪はエネルギー蓄積庫として使われます。脂肪のままでは血液となじみが悪いので、コレステロールでは周りをタンパク質が、中性脂肪ではグリセリンが取り囲んで水溶性にしています。

作られた中性脂肪は、男性では内臓脂肪、女性では皮下脂肪に主として蓄えられます。男女の差は人類の歴史に遡《さかのぼ》ると考えられています。人類（旧人）が地球に誕生して約50万年と言われていますが、つい2000年前までは狩猟生活でした。男性がその役を担《にな》い、女性は子育てのために狩猟にはついて行きませんでした。

男性は獲物と闘うために体が大きく、筋肉が発達しました。男性は小物を捕らえて狩りを続けられるので、短期的なエネルギー蓄積で十分でした。グリコーゲンは約1日分、内臓脂肪は約1週間分のエネルギーを蓄積できるのです。このため、男性は内臓脂肪が発達しました。女性は男性が狩りから帰って来るまで待たなければなりません。このため体が小さく省エネルギーの体になったのです。女性の体が小さいのは、省エネルギーの能力なのです。

また、長期間のエネルギー蓄積が必要なので、皮下脂肪が発達したと考えられています。皮下脂肪には1ヵ月分近くのエネルギーを蓄えられます。また、女性は授乳のために脂肪の蓄積と利用の能力が発達しています。このような推論から中性脂肪も決して悪玉ではないと思われます。

実際に、中性脂肪と原因別死亡率の関係を次のページの図に示します。神奈川県伊勢原市の男性８５７３人、女性１万３７４９人を平均６・９年間追跡したデータです。上が男性、下が女性で、横軸は６段階の中性脂肪レベルで、縦軸は死亡率です。

男性では150mg/dl以上では死亡率が低く、一定です。この値以下では、呼吸器系疾患と脳血管系疾患での死亡率の上昇が目立っています。女性でも150mg/dl以上で死亡率が低下していますが、全体として中性脂肪と死亡率との関係は男性より少ないのです。

男女とも150mg/dl以上での死亡率の上昇は見られず、むしろ低下しているので、日本動脈硬化学会の主張している「150mg/dl以上は脂質異常症」には大きな疑問が残ります。

男性　中性脂肪レベルと原因別死亡率

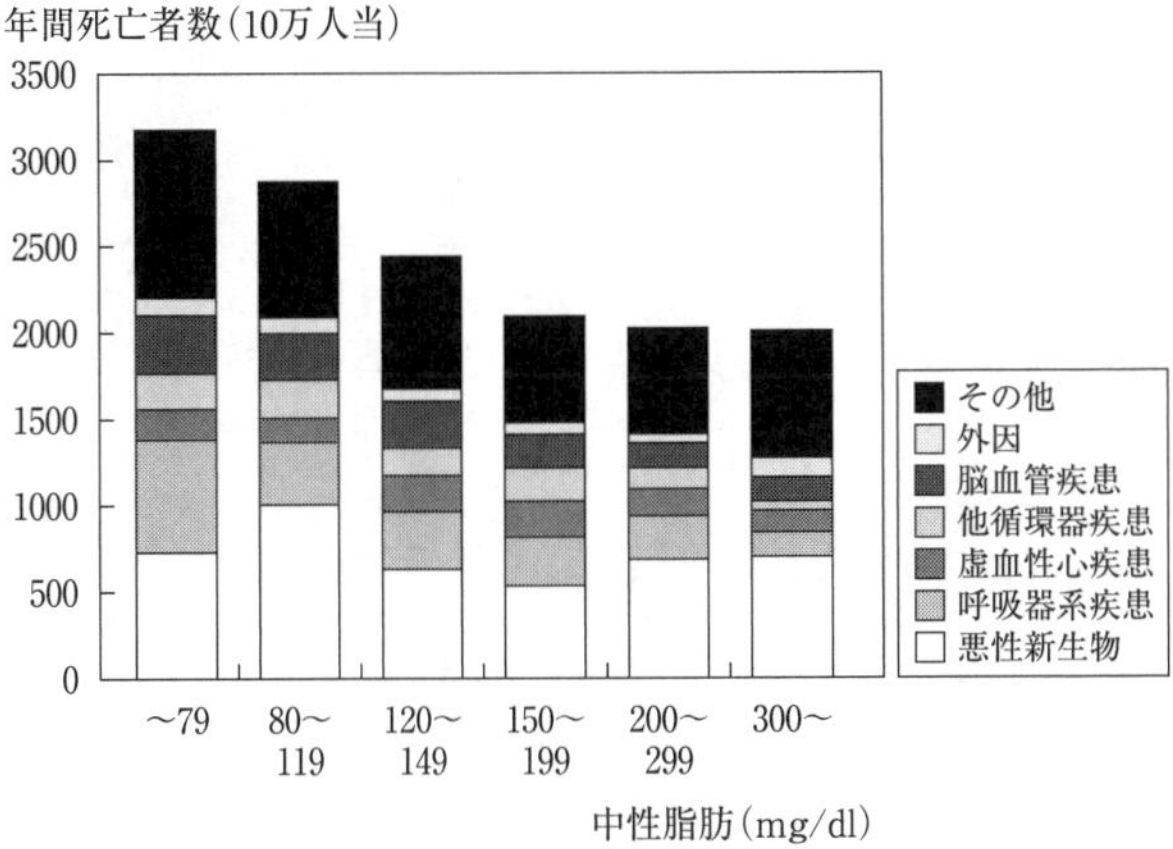

女性　中性脂肪レベルと原因別死亡率

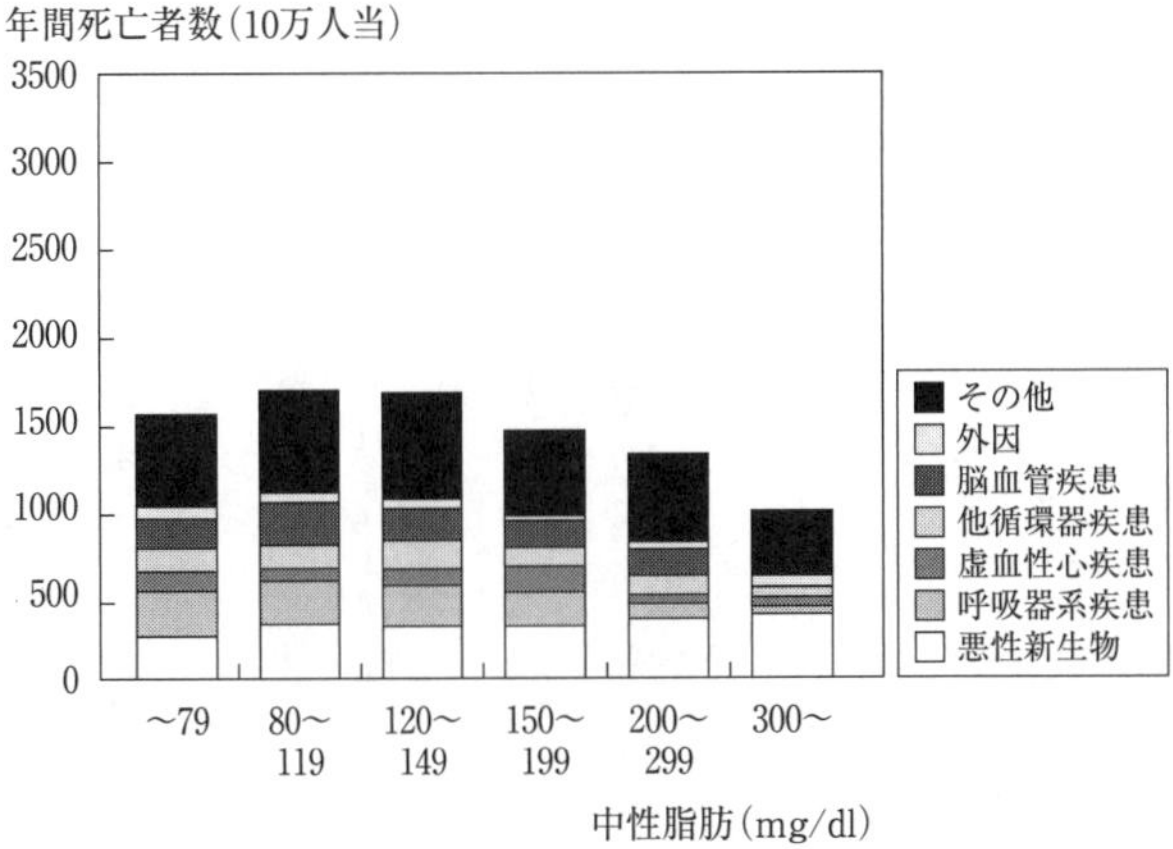

中性脂肪は運動で下げられる

欧米で使われている中性脂肪についての治療ガイドラインがあります。これを簡略化すると、次のページの図のようになります。中性脂肪が250㎎/dl未満はまったく治療の必要性なし、生活習慣の改善も不要です。250〜1000㎎/dlでも家族性高脂血症という遺伝病以外の人は薬剤は不要とされています。1000㎎/dlを超えた場合は急性膵炎リスクを低下させるために、一時的な薬物治療が必要とされています。

家族性高脂血症の人は日本で0・2%です。家族性高脂血症は遺伝病で、生活習慣と関係なく脂質が高くなっています。従って、食事を控えたり、運動をしても中性脂肪を下げる効果は少ないのです。もちろん、家族性高脂血症の人でも、食事や運動による糖尿病予防などの効果は大いにあります。

運動や食事により中性脂肪が下がれば、家族性高脂血症の疑いは晴れます。中性脂肪が250㎎/dlを超えている人は、食事の量を少し減らしてみましょう。基本は「腹がへってから、飯を食う」です。腹がへる前に食事をするということは、その段階で前の食事による血糖が余るということです。この余った血糖は肝臓で中性脂肪に変えられ

米国での中性脂肪治療ガイドライン

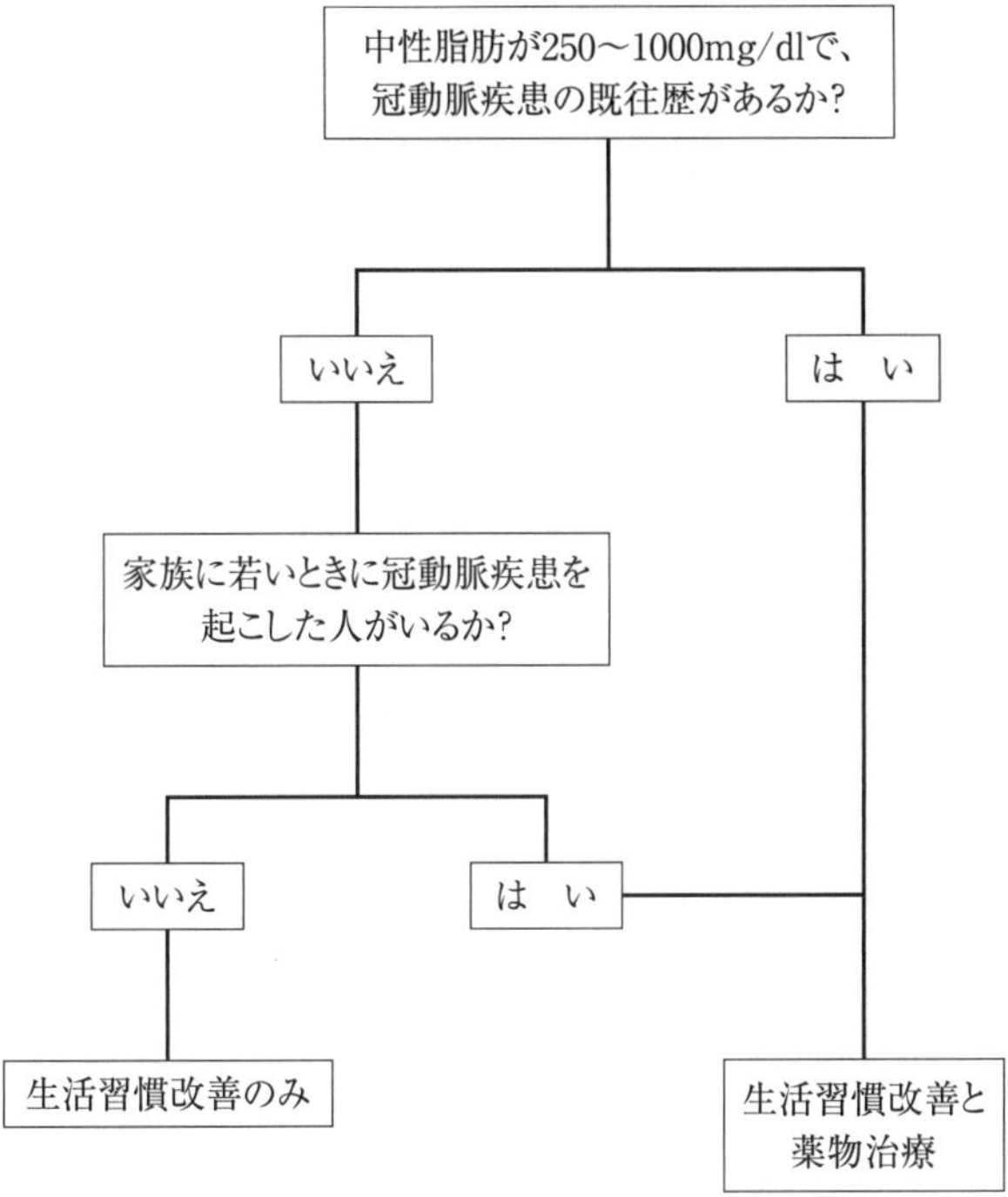
中性脂肪が250～1000mg/dlで、冠動脈疾患の既往歴があるか?
いいえ
は　い
家族に若いときに冠動脈疾患を起こした人がいるか?
いいえ
は　い
生活習慣改善のみ
生活習慣改善と薬物治療

（Brunzell JD : N Engl J Med, 357 : 1009, 2007 より簡略化して引用）
（250mg/dl未満は治療しない）
（1000mg/dl以上は急性すい炎予防のため薬物治療をする）

て、血中濃度が上昇するのです。

食事の減量により、次回の健診時に中性脂肪が下がり始めていれば、250mg/dl以下になっていなくても大丈夫です。下がらなかった人は、寝る前に10分程度、テレビを見ながらでもいいので軽い筋肉トレーニングをしてみましょう。スクワット、腹筋、鉄アレイなどで、翌日少し筋肉痛が出る程度でOKです。

プロ野球・阪神タイガースの金本選手は、この3カ所を日替わりで鍛えているそうです。たぶん、快眠の効果も得られているでしょう。

次の健診結果で中性脂肪が下がり始めれば、家族性高脂血症ではありません。これらの効果があれば薬を飲む必要はありません。できれば、糖尿病などの予防のために、これらの生活習慣改善を続けましょう。中性脂肪はすぐに下がるでしょう。

これらの効果がなかった人は、家族性高脂血症の項をみて詳しく調べてみてください。

牛乳を飲んでから食事をすると、糖尿病予防の効果あり

中性脂肪の多い食品の代表は牛乳です。牛乳を飲むと中性脂肪が上がるように思えますが、実はまったく変わりません。新潟県上越保健所管内の1万9378人で牛乳摂取量と中性脂肪の関係を調べました。127ページの図は横軸は1週間当たりの牛乳摂取本数で、180cc当たり1本と換算しています。縦軸は中性脂肪の値です。

この図は前にも出てきた箱ひげ図であり、箱の下側（25%タイル値）、中の太い線（50%タイル値＝中央値）、箱の上側（75%タイル値）で、全体の人数を4等分しています。つまり、箱から下、箱の下から中の線の間、箱の中の線から上の間、箱の上にそれぞれ25%ずつの人が存在します。箱から延びる髭は箱の高さの1・5倍までの範囲で実際にデータが存在する位置を示しています。髭の外は「外れ値」と呼ばれています。

この図では、牛乳摂取本数にかかわらず、箱と髭の位置がほぼ一致しています。「外れ値」は、どの牛乳摂取本数でも図の上側に存在しています。牛乳の摂取本数にかかわらず、中性脂肪が250mg/dlを超える人が存在するので、牛乳が原因ではないことが分かります。

牛乳摂取本数が増えても中性脂肪は変わっていません。体内での中性脂肪の主原料は余った血糖です。牛乳を多く飲んでも、摂取カロリーと消費カロリーのバランスが取れていれば、血糖が余ることはないのです。食品の脂質は、むしろ炭水化物の消化時間をゆっくりにする効果もあります。

従って、牛乳を飲んでから食事をすると、血糖値のピークが低くなり、糖尿病予防の効果が期待できます。日本人の糖尿病発症リスクとして、食後の高血糖が指摘されているからです。また、高齢者で牛乳により主食の量が抑えられれば、食後の血糖値が下がります。

日本人はカロリーの60％を炭水化物に依存しており、高齢になって代謝が減少してくると、糖尿病予防の観点から主食の量を少なくすることが望ましいので、食前の牛乳はおすすめできます。もちろん、牛乳と食事の両方の量が多すぎると、次の食事までに「腹がへる」状態にならないので、中性脂肪を上げることになってしまいます。

しかし、牛乳を多く飲む人は食事の量が抑えられるはずです。普通の人は、食べる量に限りがあるからです。

牛乳摂取量と中性脂肪の関係

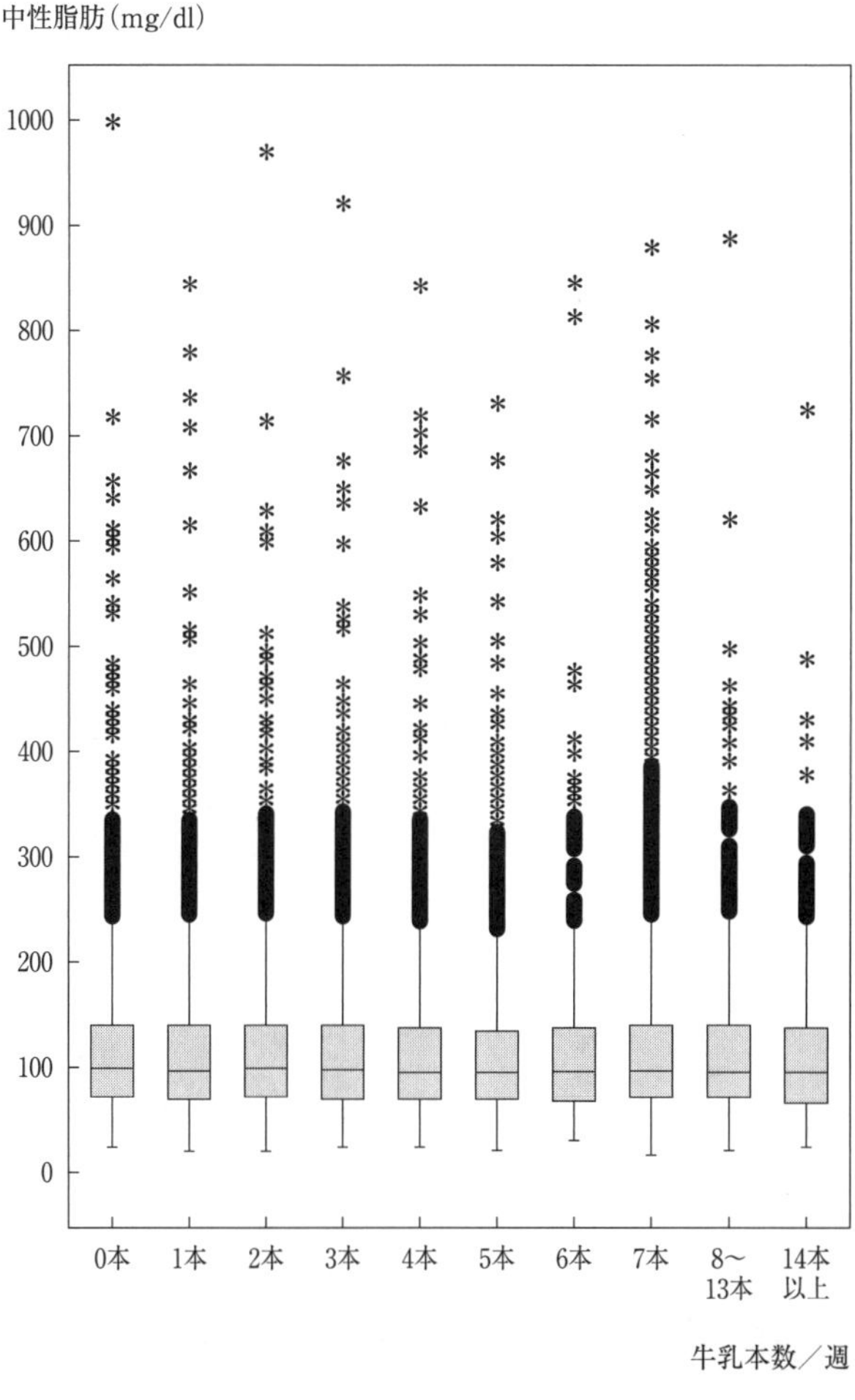

中性脂肪は余ったエネルギーの倉庫である

中性脂肪はエネルギーの倉庫で、エネルギー摂取と消費の差で簡単に上がったり、下がったりします。食事をして得たエネルギーが次の食事までに使われないと、中性脂肪として体に蓄えられるのです。脂質が少ない食事でも、炭水化物が多いと消化されてブドウ糖になり、余ったブドウ糖は肝臓で中性脂肪に変えられます。カロリー計算までしなくても、お腹が空かないのに食事をすると、血中ブドウ糖が高い状態で食事をしていることになります。この分が中性脂肪に変えられるのです。

健診の前に1週間くらい食べすぎが続くと中性脂肪は高くなっています。逆に、風邪などにより体調を崩して食べる量が減っていると、中性脂肪は下がっています。このように短期間で変化する数値なので、健診時に中性脂肪が高くても、副作用の可能性がある薬で下げる必要はありません。

中性脂肪を減らすには、空腹時の有酸素運動が適しています。有酸素運動とは、ウォーキングのように息切れをしない軽い運動で、翌日に筋肉痛の残らない程度の運動です。食後であれば食事により上昇した血糖が使われますが、空腹時であれば蓄積されているグリコーゲンと中性脂肪が使われます。空腹時の有酸素運動では、まずグリコーゲンが燃えて点火剤となり、次に中性脂肪が燃えると言われています。

実際に、空腹時の運動中に血糖値を連続的に測定すると、まず血糖値が10㎎/dl程度上昇します。このため空腹感がなくなります。この状態で有酸素運動を続けると、次に中性脂肪が燃えてくれます。運動後も汗が出たり体がほてっているときは血糖値の高い状態が続いていますが、汗がひいたり体のほてりが消えると血糖値は下がって、急に空腹感が出てきます。

私の例を紹介しましょう。中性脂肪に関しては、1991年からの健診結果があります。131ページの図に私の中性脂肪の変化を示します。中性脂肪は健診前の食事と運動の影響を大きく受けるため、他の検査項目に比べて変化が大きくなります。就職後、全国基準95%範囲を出たり入ったりしていましたが、長年の運動不足と基礎代謝の低下により、2001年から2003年では中性脂肪が300㎎/dlと、要医療と言われるレベルで推移していました。

私は家族性高脂血症ではなさそうなので、中性脂肪に関してはそのままでもよかったのですが、尿酸値を下げるために２００３年秋から運動を始めました。

当初は、週2回を目標に夕食前のスイミングと、就寝前に15分間の筋トレ運動をしました。翌年は166mg/dlと男女別・年齢別基準範囲の上限値を下回り、２年後の２００５年には63mg/dlと目標範囲内に入ったのです。その後、仕事の忙しいときに健診を受けると基準範囲を超えますが、薬を飲まなくても次回の健診時には基準範囲内に戻っています。

最近は血圧を下げる研究のため昼食前45分間の軽いランニングを中心に運動を続けています。その結果、収縮期血圧で150mmHg以上あった血圧もみごとに基準範囲内に入っています。

中性脂肪を下げる薬の恐ろしさ

中性脂肪を下げるにはフィブラート系の薬が使われています。この薬は肝臓で中性脂肪が合成されることを阻害します。スタチンという薬が開発される前からの薬で、コレステロール低下薬としても使われていました。しかし、スタチンが市販されるよ

著者自身の中性脂肪の変化（18年間）

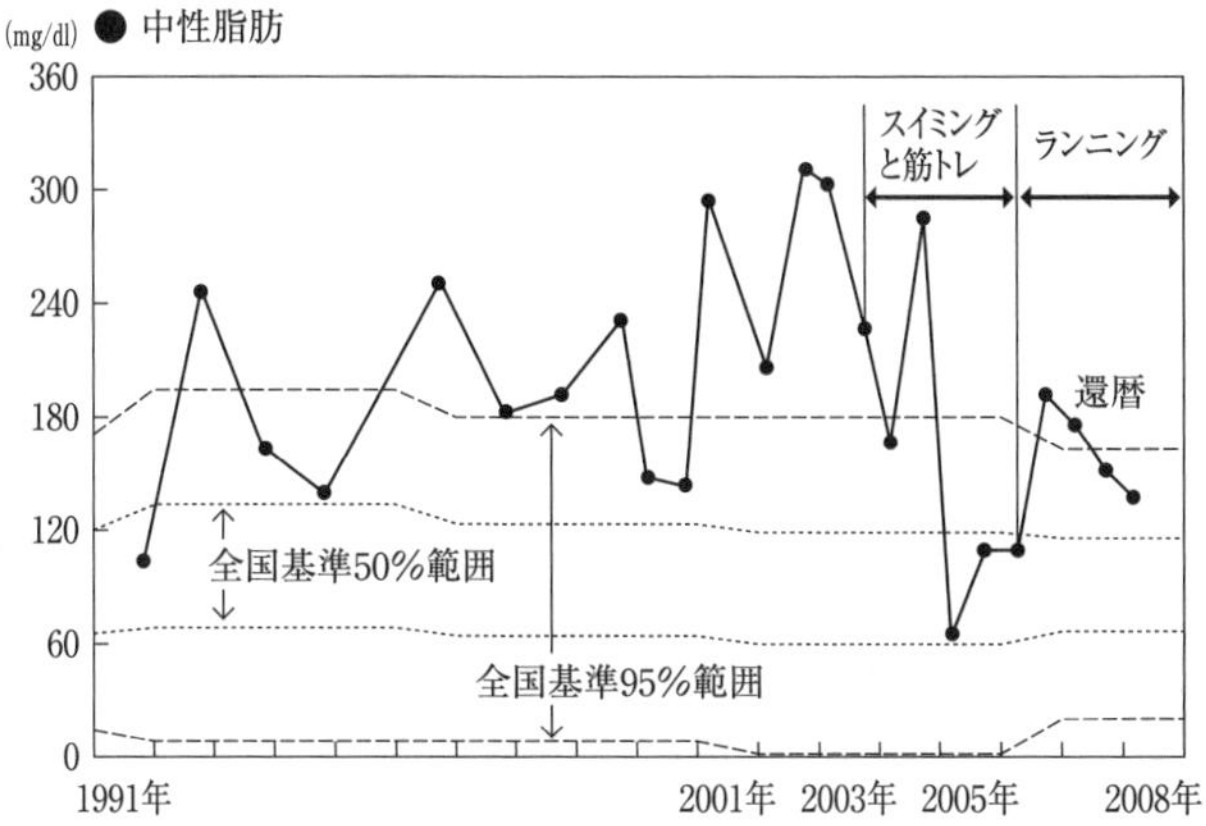

うになってからは、主に中性脂肪の低下薬として使われています。

コレステロールと中性脂肪の両方が高い人では、フィブラートとスタチンの両方が処方されることがありましたが、それぞれに横紋筋融解の副作用があり、２つを同時に飲むと高い頻度で横紋筋融解が発症します。このため、現在では、原則禁忌となっています。抗凝固剤、糖尿病薬、シクロスポリンとの併用も注意とされています。

フィブラートには、クリノフィブラート（１９８１年発売　商品名：リポクリンなど）、ベザフィブラート（１９９５年発売　商品名：ベザトールなど）、フェノフィブラート（２００４年

発売　商品名：リピディルなど）があります。副作用の発症率は、3・0〜13・29％と決して少なくありません。欧米のガイドラインでは中性脂肪が250mg/dl以上の家族性高脂血症の人のみに必要な薬とされています。

薬の併用で死にそうになった人の報告

『私は薬に殺される』という本があります（福田実：私は薬に殺される、幻冬舎、2003）。東証二部上場を果たした会社で300人の部下をかかえて部長をしていた福田氏は、33歳の1996年10月に健康診断を受けました。

その結果、総コレステロール値が257mg/dl、中性脂肪が651mg/dlで高脂血症と言われたのです。そのとき、正常値は総コレステロールで150〜219mg/dl、中性脂肪で50〜149mg/dlと言われ、自分でもかなり高いと感じたようです。

入社時より体重が10kg増え、身長178・3cm、体重89・2kg（BMI＝28・1）になっていました。その原因は仕事のストレス、つきあいでの飲み会などの生活習慣にあると分かっていました。タバコは28歳で止め、ウォーキングと食事の節制で体重を8

kg減少させたと書かれていますので、この時点での体重は81kg、BMIは25・5と推定されます。

男女別・5歳ごとの基準（30～34歳男性：127～250mg/dl）や米国の基準（低リスク者：270mg/dl相当）から考えると総コレステロール値257mg/dlはすぐに薬物治療を始めるほどの数値ではありません。中性脂肪も、生活習慣の影響を大きく受けますので、体重が8kg減少したときには中性脂肪も大きく下がっていたと推定されます。

12月の受診で再検査をしてベザトール（フィブラート系）が処方され、その後2回不整脈が出たのでメバロチン（スタチン系）が出されました。しかし、その3ヵ月後から異変が起こり始めたのです。臀部の筋肉が痛くて歩けなくなりました。すでに「横紋筋融解」が始まっていたようです。

この人の場合は生活習慣改善の意志が強かったので、もう少し生活習慣改善を続けて、標準体重である70kg近くになるまで投薬を避けるという選択肢があったと思われます。もし家族歴を調べて家族性高脂血症の疑いがなければ、生活習慣改善のみで対応するのが最善であったと推測されます。

その後、腰が「くの字」に曲がった状態での激痛、喉の筋肉の異常、尿排泄困難、体中の筋肉の萎縮、歯髄炎、水虫、結膜炎、ヘルペス、咽頭炎、全身の毛の脱色、勃起不全、皮膚と粘膜の異常、胃痛などの症状が出ても毎日5㎞のウォーキングを続けていました。1年後に総コレステロール値212㎎/dl、中性脂肪273㎎/dlでしたが、1年半の間、2剤の併用を続けていました。

そして、メバロチンだけになって2年後の総コレステロール値は183㎎/dl、中性脂肪は129㎎/dlとなり「正常」と言われました。それでもメバロチンは1日おきに飲み続けたのです。

その後、横紋筋融解がさらに進んだようで、一人で歩けなくなり、声が出にくくなったりして、入院生活となってしまい、会社もやめることになってしまったのです。この時点でコレステロール低下薬メバロチンの必要はなくなっていました。

薬害を証明するために大変な努力をして、2003年7月からやっと認定裁判が始まったとのことです。本はここで終わっています。

この人はまさか薬で体が悪くなるとは思いもよらなかったようです。また、意志が人一倍強い人のようで、体が痛くなっても治りたい一念で薬を飲み続けたのが、さらに横紋筋融解を進行させてしまったのです。薬を飲んでいるときは、副作用と相互作用があることを前提に、少しの体調変化でも注意する必要があります（大櫛陽一：検査値と病気　間違いだらけの診断基準、太田出版、２００６）。

インターネットのホームページで福田実氏について最近の状況を調べると、２００8年5月22日に国、製薬会社、病院に勝訴したとのことです。12年間の戦いの結果でした。しかし、国が控訴したので、まだ戦いは続くようです。

薬害では、個人が身体的、精神的苦痛を負いながら、大きな組織と生涯を懸けて闘うことになります。国は裁判費用や、補償費用が税金でまかなわれるので、首相の政治判断がない限りは、何十年かけても最高裁まで続けてきます。国が認可した薬で障害を受けた個人に対しても、訴訟費用を税金でまかなう制度が必要と思われます。

また、国が敗訴した場合は、訴訟費用や賠償費の一部は、当時の行政責任者の給与や退職金から負担すべきです。そうしない限り、行政の無責任体制は改まりません。

「福田実の本気」http://www.geocities.jp/fukuda_minoru_1963/index.html

第五章　まちがいだらけのメタボ情報に惑わされるな

糖尿病の本質は「筋肉病」である

糖尿病には1型と2型があります。日本人では95％が2型です。1型糖尿病は、膵《すい》臓《ぞう》が自己免疫病などにより直接障害を受けて、インスリンが分泌されなくなります。2型糖尿病は、最初にインスリンは出ていますが血糖値が下がらない状況（インスリン抵抗性）が起こります。このため、膵臓が頑張ってインスリンを多く出します（高インスリン）。この状態が長年続くと膵臓が疲れ果てて、やがてインスリンが出なくなるのです（糖尿病）。

2型糖尿病の本質を考えるのに、相撲の力士が分かりやすいので紹介します。昔は、相撲取りになるために部屋に入門すると、まずチャンコをたらふく食べさせられて、体重が増えないと稽古をつけてもらえませんでした。入門したての若い力士は、食べることが仕事で、「動くと体重が減る」として、運動をさせてもらえなかったのです。このため、ほぼ全員が糖尿病になり、糖尿病は力士の職業病だと思われていました。

しかし、現在の力士の糖尿病の発症率は一般の人より少なくなっています。これは、食べて体重を増やすことより、稽古によって力を付けることが優先された効果です。今の力士は、十分に稽古をして、腹を空かせてから食べる。こうすると、体重が増えても糖尿病にならないのです。

食事でダイエットをしようとすると、まず筋肉が少なくなります。筋肉が少なくなると、基礎代謝力が落ちて、食事により上昇した血糖値が下がらなくなるのです。このため、糖尿病にかかりやすい体になってしまいます。

このように、筋肉が少なくなったり、使われないと糖尿病になるので、２型糖尿病の本質は「筋肉病」なのです。２型糖尿病を防ぐには、インスリン抵抗性をなくすことです。インスリン抵抗性の原因については諸説ありますが、筋肉内のＴ管への脂肪蓄積が最も有力な説です。

血糖とインスリンの結合体は、このＴ管を通って筋肉に送られます。基礎代謝力が落ちて血糖が余ると、肝臓で脂肪に合成されて、血液中の中性脂肪が増えます。Ｔ管が詰まると、インスリンがあっても血糖が筋肉に入れないため、血糖値の高い状態が続くのです。

筋肉内の脂肪を燃やすには、空腹時の運動が有効です。空腹時には血糖値が低いため、運動をすると肝臓に蓄積されたグリコーゲン（ブドウ糖の集合体）が解体されるからです。実際に、血糖値を測定してみると、空腹時に運動した場合、血糖値が10mg/dl程度上昇します。これが種火となって、筋肉内の脂肪が燃やされるのです。

インスリン抵抗性や糖尿病の診断として、「経口的糖負荷試験（ＯＧＴＴ）」があります。この検査では空腹状態で75ｇのブドウ糖を含む水を飲んで、直前、30分後、60分後、90分後、120分後に血糖値とインスリン濃度を測定します。

インスリン抵抗性の指標はＨＯＭＡ―Ｒと言われ、ブドウ糖を飲む前のインスリン値×血糖値÷405で計算されます。１・６以下が正常、２・５以上がインスリン抵抗性です。（30分後インスリン―《マイナス》前インスリン）÷（30分後血糖値―《マイナス》前血糖値）がインスリン分泌能で０・４未満が低インスリンです。120分後血糖値が140mg/dl以上で耐糖能異常、200mg/dl以上で糖尿病と診断されます。

インスリン抵抗性を解決した具体例を示しましょう。27歳女性で、ＢＭＩ＝28・４（過体重）、空腹時血糖値＝100mg/dl（男女別・年齢別では異常）、ＨＯＭＡ―Ｒ＝２・３

（初期抵抗性）、インスリン分泌能＝1・22（正常）でした。空腹時血糖値は日本糖尿病学会の基準では正常範囲ですが、日本総合健診医学会の男女別・年齢別基準では高値異常でした。インスリン分泌能は正常ですが、インスリン抵抗性の初期段階でした。

そこで、彼女に就寝前にスクワット、腹筋、アレイ体操などの筋トレ（無酸素運動）を10～15分間してもらいました。3ヵ月後には、BMI＝28・8（過体重）、空腹時血糖値＝91㎎/dl（正常）、HOMA―R＝1・3（正常）、インスリン分泌能＝0・99（正常）となったのです。体重には変化がありませんでしたが、空腹時血糖値、インスリン抵抗性は正常に戻りました。インスリン分泌能は下がったのではなく、インスリン抵抗性が正常になったために、少ないインスリン分泌で血糖値が下がったのです。

多くの糖尿病患者で、脂質低下治療はいらない

糖尿病患者は製薬企業のターゲットにされています。私の周りの糖尿病患者でも、コレステロール低下薬、血圧降圧剤、食後血糖改善薬など7種類くらいの薬を処方されています。糖尿病で問題となるのは血糖値だけであり、こんなに多くの薬の副作用で、かえって体調を悪くしているケースが多いのです。薬に頼らない糖尿病対策については後述します。

福島県郡山市と、神奈川県伊勢原市の住民を対象として1999年4月から6年間の追跡調査を行ないました（性差と医療、3、223―230、2006）。男性2万4920人、女性3万8853人の中で空腹時血糖値126mg/dl以上、またはHbA1c6・4％以上、または糖尿病治療通院中の人を対象として死亡率を調査しました。

死亡に至る前に検査結果に影響が及ぶ可能性を排除するために、1年以内の死亡者を除きました。2回以上の受診者で脂質検査を受けていた男性2054人、女性1768人を解析対象としました。それぞれの平均年齢は62・3歳、64・4歳でした。

日本では総コレステロール、LDL―C、中性脂肪のどれか一つでも高いだけで薬

物治療が開始されることが多いのです。しかし、米国のコレステロール治療ガイドラインでは、付録2に載せたように、性別、年齢、喫煙、高血圧、HDL—Cからフラミンガム得点が計算され、その得点から10年間の心筋梗塞の発症率が推計され、高リスクの人だけが治療対象となります。

フラミンガム（Framingham）とは米国東海岸側にあるボストン郊外の都市で、人口（6万5000人）と緯度は北海道の富良野市とほぼ同じです。ここでの住民健診と、その後の疾患の発症率や死亡率の調査に基づいて設定されたのが、フラミンガム得点です。

この得点により10年以内での心筋梗塞発症率を予測して治療の必要性を検討しています。日本では心筋梗塞の発症率が米国の3分の1であることを考慮してこの得点を計算すると、男性糖尿病患者では10％未満が92・5％、10〜20％未満が7・5％、20％以上はなし、女性糖尿病患者では10％未満が98・6％、10〜20％未満が1・4％、20％以上はなしでした。10％未満は低リスク者とされていますので、多くの糖尿病患者は低リスク者でした。

糖尿病患者をＬＤＬ―Ｃで５つの群に分け、各群の死亡率を計算しました。その結果を次のページの図に示します。男性ではＬＤＬ―Ｃが130～159㎎/dlの群で最も死亡率が低いのが分かります。特定健診では120㎎/dl未満にすべきとされていますが、その指導に従うと死亡率が上昇してしまいます。

米国のＮＣＥＰ　ＡＴＰ　Ⅲコレステロール治療ガイドラインでは低リスク者に対する生活習慣による改善目標値は160㎎/dl未満であり（Circulation, 110, 227-239, 2004）、これと一致します。これより低くても、高くても死亡率が上昇しますが、190㎎/dl以上の群では有意に死亡率が高いのです。男性糖尿病患者でコレステロール低下治療が必要となるのは、この値からでしょう。これもＮＣＥＰ　ＡＴＰ　Ⅲコレステロール治療ガイドラインの薬物治療開始ラインと一致します。

女性では、糖尿病患者の死亡数が少ないので、バラツキが多いのですが、男性と異なり高ＬＤＬ―Ｃ群での死亡率の上昇は見られません。欧米で言われているように、女性ではＬＤＬ―Ｃを下げる必要はなく、コレステロール低下治療の必要はないのです。

男性糖尿病患者　LDL-Cレベルと死亡率

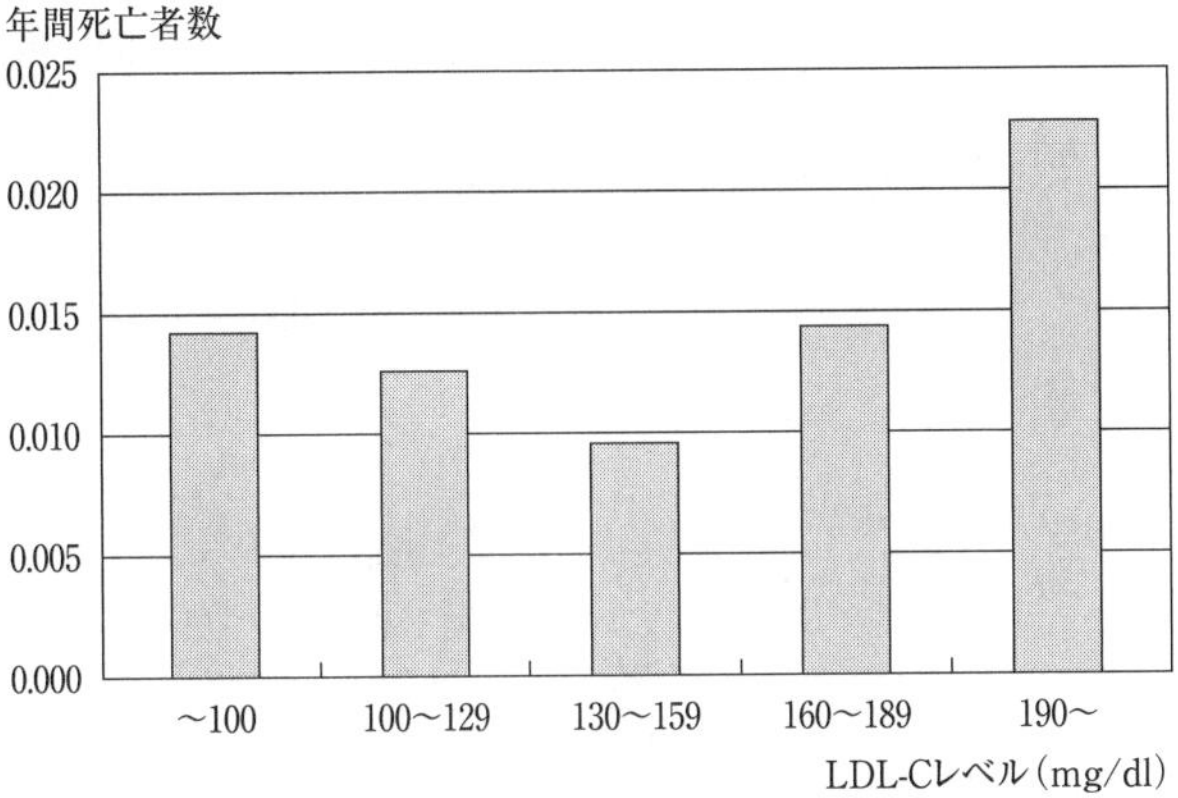

女性糖尿病患者　LDL-Cレベルと死亡率

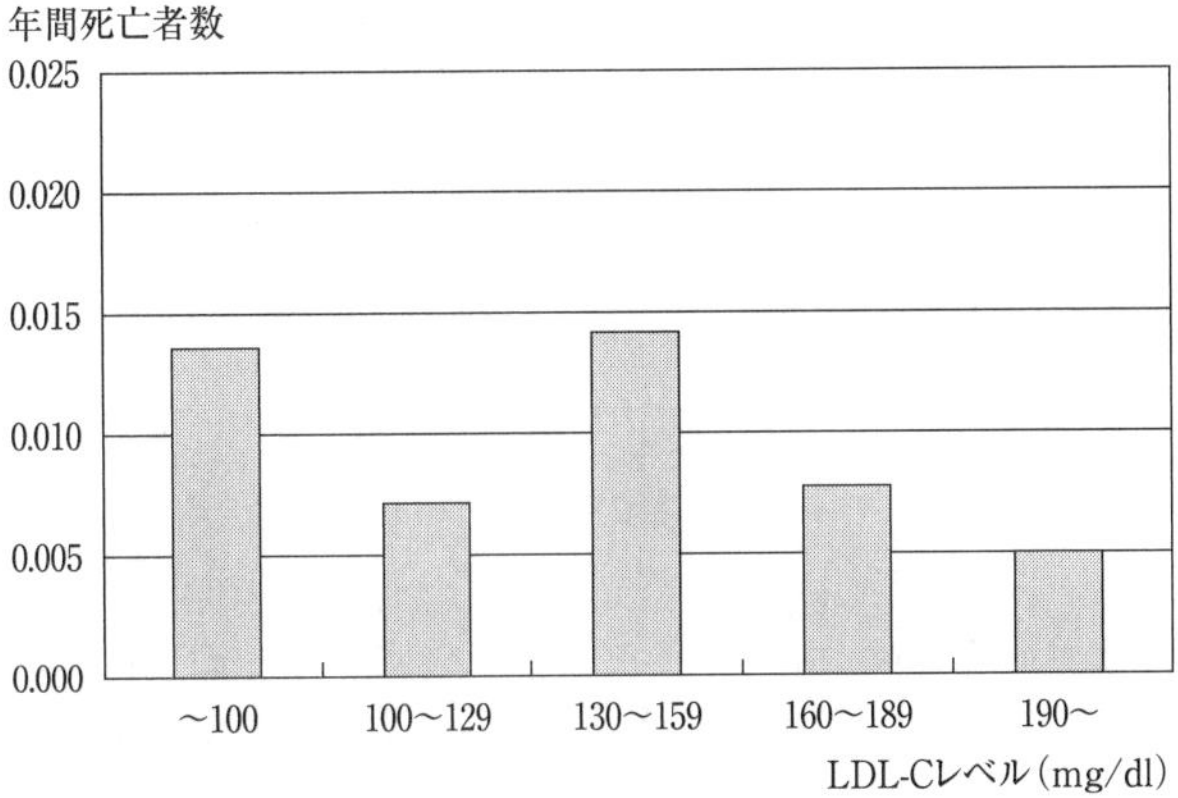

食後の高血糖が血管を傷つける

以前の米国人はビッグサイズのビンに入った甘いコーラをがぶ飲みしていました。このように、糖分の多い飲み物をたくさん飲むと血糖値が大きく上昇します。血糖値が高すぎると、血液中のマクロファージが活動を始めて血管を傷つけます。

日本人は、甘い飲み物を飲まなくても血糖値が上昇しています。食事の3大栄養素は、炭水化物、タンパク質、脂質です。炭水化物は消化・吸収されてグルコース（ブドウ糖）になります。日本人の平均的な食事では、カロリーの60％を炭水化物により摂取しています。グルコースは筋肉のエネルギー源であり、血糖値は食後30分でピークとなり、2時間すると食前の値に戻ります。

年をとると代謝が落ちるため、ピークが高くなり、食前の値に戻るのにも時間がかかります。つまり、食後高血糖と言われる状態が起こってしまうのです。これが日本人の糖尿病の95％を占める2型糖尿病の大きな原因なのです。最近の車社会では、運動不足に陥りがちです。運動をしないと食事により摂取した血糖が残ってしまいます。

食後の血糖値の変化—食後安静時と運動時の比較

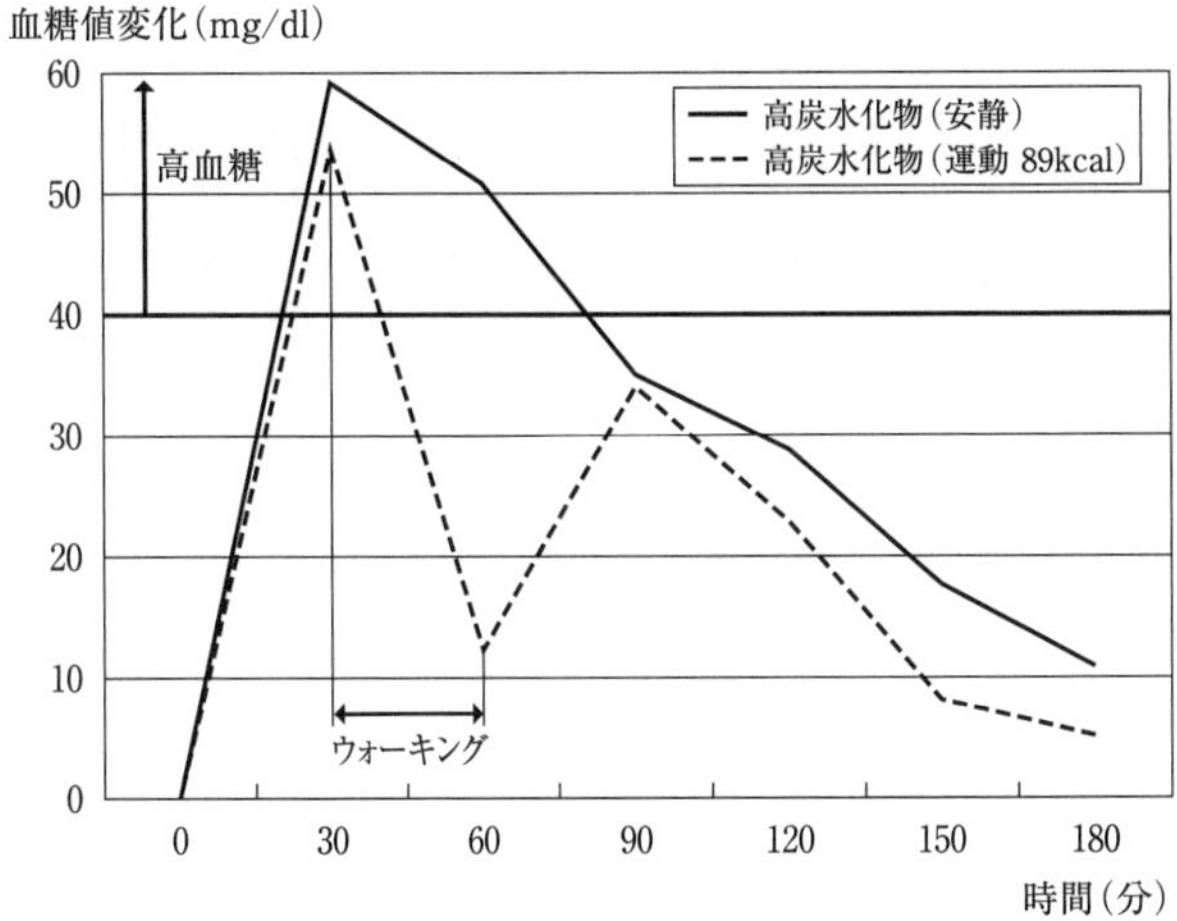

上の図は炭水化物を80g摂取した後、安静にした場合と、食後30分から30分間ウォーキングした場合の血糖値の変化を示しています。

食後30分で血糖値は約60mg/dl上昇しますが、30分間の運動で10mg/dlまで低下します。しかし、安静状態では50mg/dlと高い状態が続いています。

30分間の運動の後は、血糖値が上昇しますが、40mg/dl以上と言われている高血糖の状態には達しません。

運動不足、朝食抜きが高血糖の原因

食事により摂取されたが、運動で使われずに残った血糖は肝臓で脂肪に合成されます。炭水化物やタンパク質は1gで4kcalしか蓄えられませんが、脂肪は1gで9kcalを蓄積できます。体への負荷を少なくエネルギーの蓄積ができるからです。肝臓で合成された脂肪は中性脂肪となり、血液によって運ばれます。男性では内臓脂肪、女性では皮下脂肪を中心に蓄積されます。ここまでは、エネルギーの蓄積として健康上の問題は起こりません。内臓脂肪がメタボリックシンドロームの直接的な原因とされていましたが、その説には多くの疑問が投げかけられつつあるのです（大櫛陽一：メタボの罠、角川SSC新書、2007）。

筋肉を使わないと、筋肉内のT管と名付けられたところに脂肪が付いて詰まってしまいます。ここが詰まると、食事により摂取された血糖が、膵臓から分泌されたインスリンと結びついても、筋肉内に入れなくなります。そうなると血糖値が下がらないので、膵臓は頑張ってインスリンを出し続けることになります。この状態が続くと膵臓でインスリンを出していたβ細胞が疲れ果ててついに破壊されてしまうのです。この段階まで至ると、インスリンが出なくなり、血糖値が下がらなくなってしまいます。これが糖尿病です。

β細胞が生き返ることはないので、糖尿病は不治の病です。糖尿病を放置すると、まず細い血管が傷つき、網膜症から視力を失うことになり、腎機能低下から腎透析治療が必要になり、男性では勃起不全により性的機能が大きく低下します。さらに進むと、太い血管である足の静脈、心臓に栄養を与えている冠動脈も詰まってしまいます。最近は小型自動車の普及により歩かなくなったために、女性の糖尿病が増えています。ダイエットをすると、まず筋肉が痩せます。そうすると基礎代謝力が落ちて血糖値が上昇します。これも女性の糖尿病と関係しているのです。

また、朝食を食べないと糖尿病になります。朝食を食べない理由は、「朝食を食べられない」、「忙しくて食べない」の2つでしょうか。「朝食を食べられない」ということは、朝になっても血糖値が下がっていないからです。前日の夕食が遅くて、すぐに寝てしまうと、血糖値が下がる前に寝ることになるので、一晩中高血糖の状態が続いているのです。これが糖尿病の原因となります。

また、朝を抜いても、人間の体を動かすエネルギーが必要なので、血糖値を上げてきます。この現象は暁効果と呼ばれています（バーンスタイン医師の糖尿病の解決、メディカルトリビューン、2005）。血糖値が上昇したときに食事をすると、さらに血糖値が上昇して、高血糖になります。これは若者に多い糖尿病の原因です。

食後に散歩する時間を取れない人に適した運動は、就寝前の筋トレです。頭に手を当てて足の膝を折り曲げては伸ばすスクワットで最も筋肉の多い大腿筋を鍛えたり、腹筋や背筋を鍛えたり、手に鉄アレイを持ってゆっくり動かして上腕筋を鍛えます。寝転がってテレビを見ながらでも効果は同じです。約10分間の運動で翌日軽い筋肉痛になる程度がちょうど良いくらいです。

筋肉痛が起こると、筋肉に刺激が与えられて、筋肉が増強されていきます。筋肉が増えれば基礎代謝力が上がり、血糖値が下がります。また、筋肉内の脂肪が燃えて、インスリンの働きが良くなり、これも血糖値を下げる効果があります。さらに、軽い疲労感と、血糖値低下により脳の働きが抑えられるため、熟睡できるようになります。朝の血糖値が下がるため、朝食もおいしくいただけます。

日本の肥満とされる人たちが最も死亡率は低い

日本ではメタボリックシンドロームが問題視され、2008年4月からこの考え方に基づいた特定健診がスタートしました。日本のメタボリックシンドロームでは肥満の目安としてヘソの位置での腹囲が使われています。男性85㎝、女性90㎝以上がメタボリックシンドロームの最初の関門になっています。

しかし、ヘソの位置での腹囲は女性は骨盤の大きさを測っていることになったり、男性の方が厳しい基準になっているのは日本だけという批判が国際的に起こっています。身長や年齢に関係なく一定の数値が使われていることにも疑問が指摘されているのです。

世界的な肥満の尺度としてはBMI（Body Mass Index）が使われています。体重［kg］を身長［m］で2回割って計算されます。この値は人種、性別、年齢にかかわらず22kg／㎡が平均値という特徴があります。欧米では「肥満（obesity）」はBMIが30kg／㎡以上なのに、日本肥満学会では25kg／㎡以上を「肥満」としています。欧米ではBMIが25・0～29・9kg／㎡は肥満ではなく、「正常高値（over weight）」

です。

実は、次のページの図に示すように、この人たちが最も死亡率が低いのです（JAMA, 293, 1861, 2005）。この図では３つの年代別に横軸にＢＭＩ、縦軸に死亡率を示しています。死亡率は、ＢＭＩが18・５〜24・９kg／㎡の群の死亡率を１・０とした相対値で示されています。いずれの年代でも25・０〜29・９kg／㎡の死亡率が最も低くなっています。

ＢＭＩは平均値である22より、「小太り」である25・０〜29・９kg／㎡の方が病気にかかりにくく、病気になっても治りやすいのです。死亡率が大きく上昇するのは、ＢＭＩが35・０kg／㎡を超える中高度肥満と18・５kg／㎡未満の痩せなのです。

日本人にはＢＭＩが35・０を超えるような中高度肥満は少ないため、155ページの図のように右下がりになります（大櫛陽一：「ちょいメタ」でも大丈夫、ＰＨＰ研究所、２００８）。つまり、男女とも肥満やメタボリックシンドロームによる健康上への影響は極めて少ないのです。

欧米人では死亡原因のトップは中高度肥満と関係する心筋梗塞ですが、日本人では

BMIと死亡率(米国人一般住民 1971−2000)

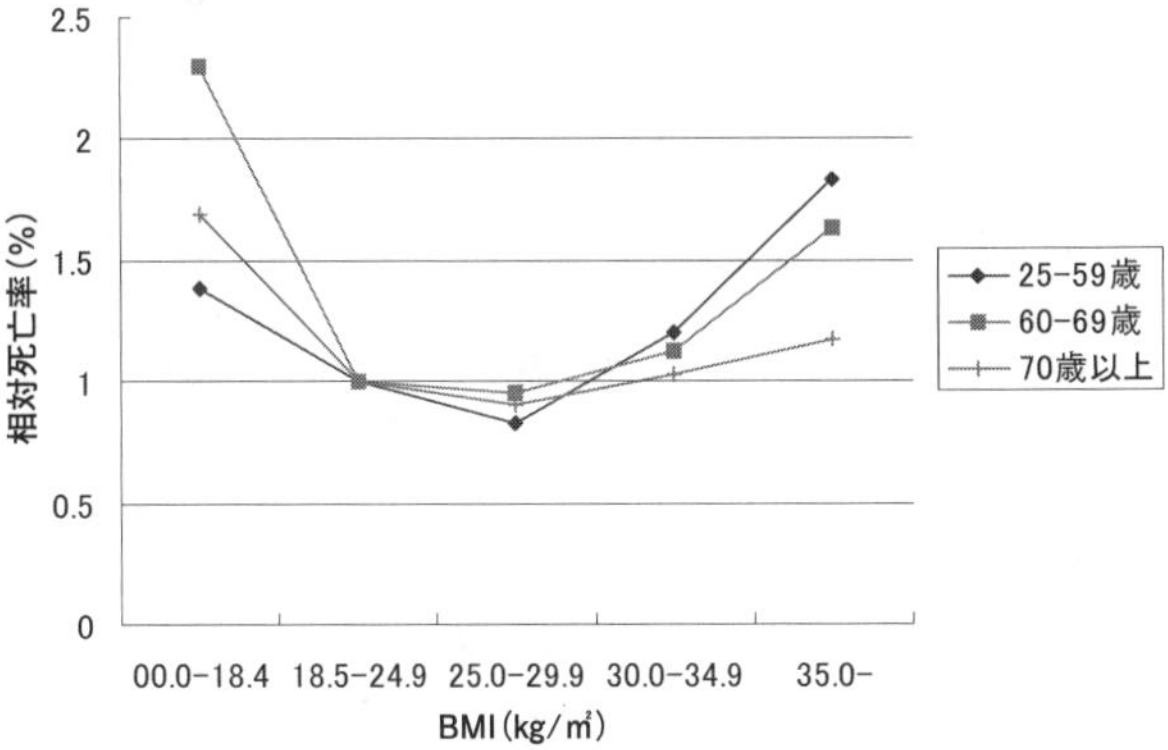

(JAMA, 293, 1861, 2005)

痩せと関係するガンや肺炎です。

この図でも、ＢＭＩが18・5未満で、男性では悪性新生物と呼吸器系疾患が、女性では呼吸器系疾患による死亡率が大きく増加しており、男女とも心臓、脳血管疾患による死亡率も高まっています。

日本では肥満が10倍水増しされている

156ページの表は、日米でのＢＭＩの用語と20〜74歳の人数分布の比較です。欧米の基準では日本の肥満率は２・６％ですが、日本肥満学会の基準では23・７％と10倍近く跳ね上がります。このように、英語から日本語にするときに肥満が水増しされているのです。

先の米国のＢＭＩと死亡率の関係図でＢＭＩが35・０kg／㎡以上の部分がないと、日本人の関係図と非常によく似ています。つまり、ＢＭＩが健康に与える影響は、日米共通しているのです。日本人の肥満率が少なくても、肥満を水増しする理由にはなりません。

肥満で死亡率が上昇するのはＢＭＩが35kg／㎡以上です。米国では８・３％の人が該当して、肥満が社会問題となりました。しかし、日本ではわずか０・３％です。逆にＢＭＩが18・５kg／㎡未満は米国では２・２％ですが、日本では６・７％です。日本では痩せ対策の方が重要です。

日本人男性　BMIレベルと原因別死亡率

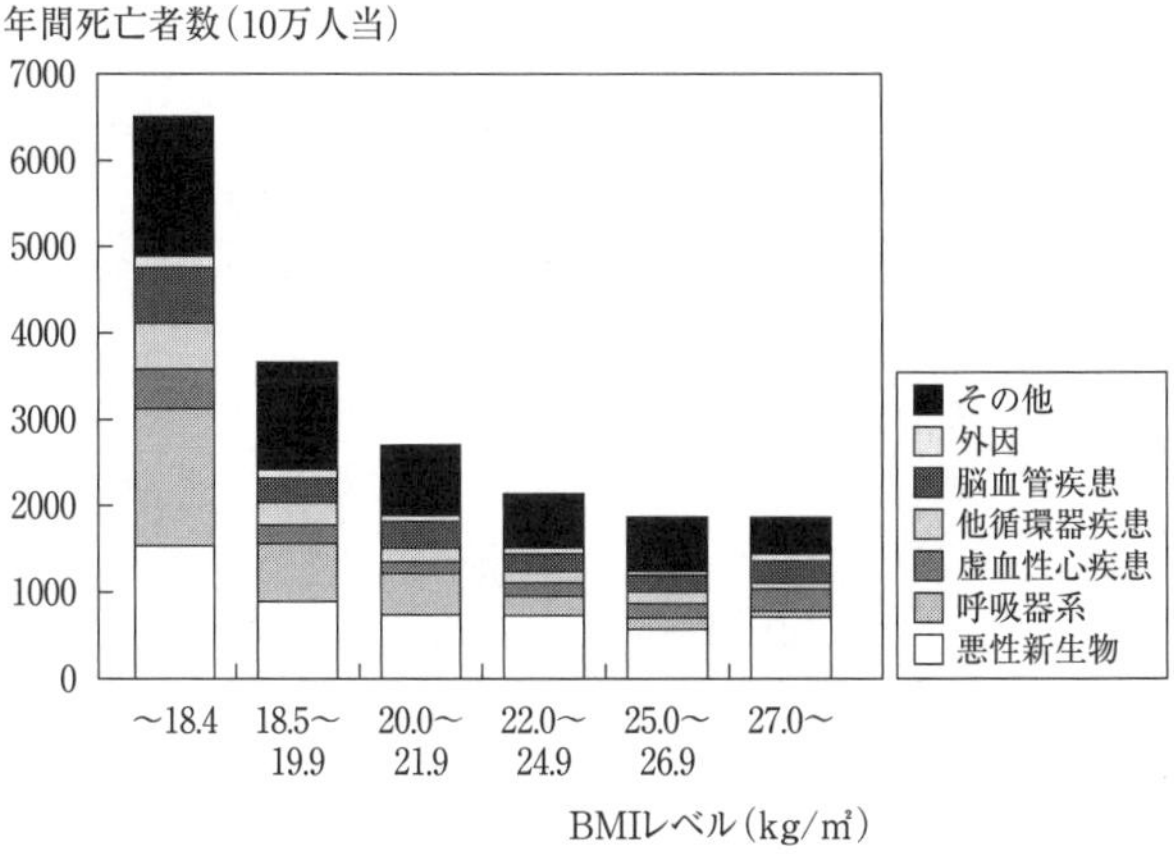

日本人女性　BMIレベルと原因別死亡率

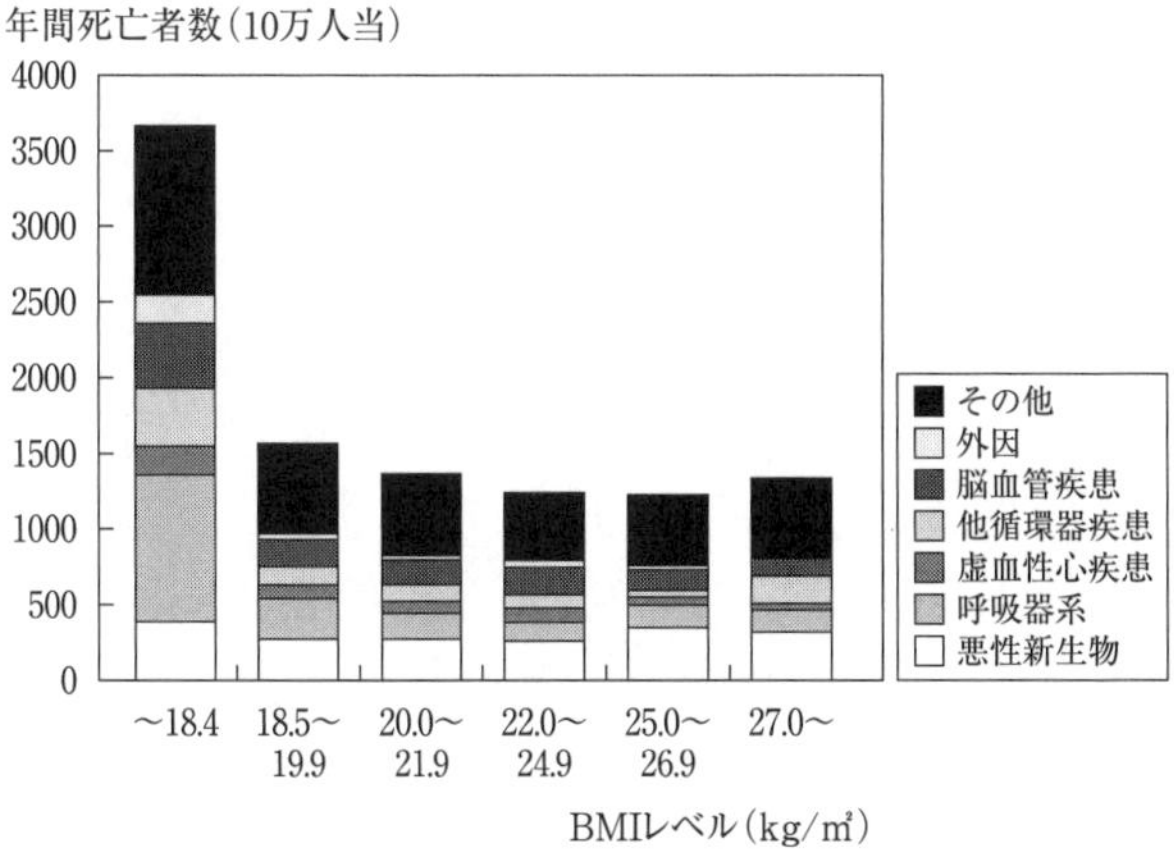

BMIレベルと日米での用語および人数比率の比較

BMI	0～ 18.4	18.5～ 24.9	25.0～ 29.9	30.0～ 34.9	35.0 以上
米国	2.2% 低体重	40.7% 平均体重	33.8% 正常高値	15.0% 軽度肥満	8.3% 中高度肥満
日本	6.7% 痩せ	69.6% 普通	21.1% 肥満	2.3% 肥満	0.3% 肥満

（米国：NHANES III：JAMA, 293 : 1861, 2005）
（日本：総合健診学会2002年度データより）

タバコをやめればガン死亡率は３分の１に

タバコにはニコチンやタールなど多くの物質が含まれています。１９７６年から20年間、イギリス医師会員自ら、喫煙者と非喫煙者で肺ガンの発症率を調査した研究では、喫煙者が肺ガンを発病する相対危険度は非喫煙者と比較して14倍であることが判明しました。その後、喫煙と関係するガンは肺ガンだけではなく、口腔、咽頭と喉頭、鼻腔と副鼻腔、食道、胃、膵臓、腎臓、尿路、膀胱、子宮、骨髄と全身のガンに及ぶことが知られています（大島明：ＭＯＯＫ肺癌の臨床２００８―２００９、篠原出版新社、２００８）。

タバコに含まれる一酸化炭素（ＣＯ）は赤血球との結合力が酸素より強く、タバコを吸う人では赤血球に一酸化炭素が結合してしまい、酸素飽和度が低くなるのです。最近の研究では、組織の低酸素状態がガンの悪性化に関係すると報告されており、タバコが全身のガンと関係するメカニズムが解明されつつあります（Jain RK：Scientific American, January, 40-47, 2008）。

最近、低ニコチンのタバコが多くなってきましたが、低ニコチンでも一酸化炭素の量は減らないため、ガンとの関係は変わらないのです。

米国のＮＣＥＰ　ＡＴＰ　Ⅲでは、喫煙が冠動脈疾患や心血管系疾患に対する強い原因であるとしています。男女ともに、喫煙量が増えるにつれて、心血管系疾患の発症率が増加します。逆に、禁煙によりその影響は数ヵ月で減少します（Circulation, 106, 3143-3421, 2002）。従って、長年喫煙をしていても、止めればすぐに禁煙の効果が得られるのです。

米国での推計では、ガンについても、タバコと食物がガンによる死亡原因の３分の２を占めており、タバコと食物が原因となっている比率はほぼ同じで、タバコを止めればその死亡率は３分の１になるとされています（ウィレットＷＣ他：別冊サイエンス１２４、68～74、１９９８）。

危険なマーガリンなどのトランス脂肪

トランス脂肪とは、植物油に水素を加えて粘りを出したもので、マーガリンやショートニングとして使われています。また、外食産業では揚げ物やフライで「カラッ」

と揚げるために、ラードの代用品として使われています。植物油が原料となっているため、健康によいというイメージがありました。

事実、米国の古い心筋梗塞予防ガイドラインであるNCEP ATP Ⅱでは、バターの代わりにマーガリンを勧めていました（Circulation, 89, 1332-1445, 1994）。このため、欧米を旅行するとホテルやレストランでは、パンにバターとマーガリンが付いていて、選択できるようになっていたのです。

しかし、私が2003年に欧州へ行ったときには、マーガリンが姿を消し、バターのみとなっていました。2005年に米国へ行ったときにも同様のことに気づきました。実は、トランス脂肪は血管の炎症を起こし、LDL—Cが高くなり、心筋梗塞の原因となることが知られるようになったのです。1999年に国際脂肪酸・脂質学会はトランス脂肪の摂取量は1日2gに制限すべきと勧告を出していたのです（週刊朝日、2005年8月5日号、158—160）。

米国食品薬品局により削減が指示され、2006年1月1日より全食品への含有量表示が義務化されました（FDA：Federal Register, 68：133, 41433-41506, 2003）。日本にも輸入されているお菓子に付けられた表示例を次ページに示します。ニューヨーク市では、2007年7月からレストランやホテルで提供する食事について1食当たり0・5g未満にする条例を制定しました。違反者には200ドル以上の罰金が科せられます。2008年7月25日カリフォルニア州でも2010年までにレストランでの食事から追放し、翌年にはパン類からも追放する法律が施行されました。違反者には25〜1000ドルの罰金が科せられます。

しかし、日本ではマーガリン協会などの政治的な圧力もあり、「日本人は摂取量が少ないので健康に影響しない」としています。米国のマクドナルドなどはトランス脂肪の廃止に動いていますが、日本では無視されています。日本でも、若い人たちの外食志向は強くなっています。

また、日本製のクッキーなどのお菓子には「サクサク感」を出すために、バターより安いマーガリンやショートニングが使われています。子どもたちのことを考えるなら、欧米並みの対策が望まれます。

米国で製造された食品でのトランス脂肪の表示

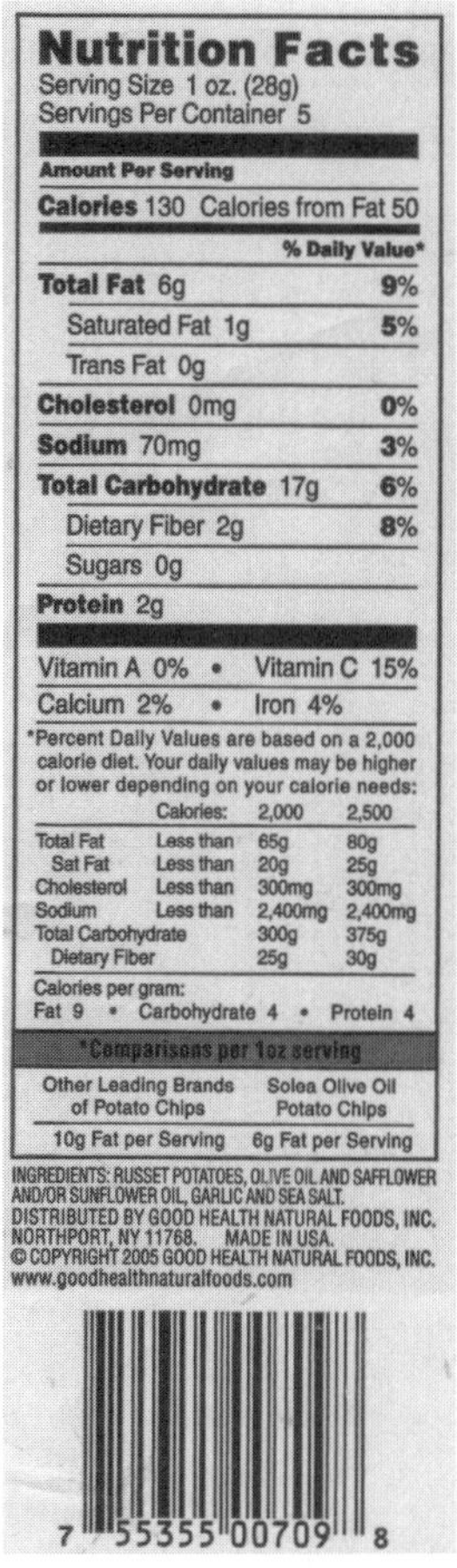

Nutrition Facts
Serving Size 1 oz. (28g)
Servings Per Container 5

Amount Per Serving

Calories 130 Calories from Fat 50

	% Daily Value*
Total Fat 6g	**9%**
Saturated Fat 1g	**5%**
Trans Fat 0g	
Cholesterol 0mg	**0%**
Sodium 70mg	**3%**
Total Carbohydrate 17g	**6%**
Dietary Fiber 2g	**8%**
Sugars 0g	
Protein 2g	

Vitamin A 0% • Vitamin C 15%
Calcium 2% • Iron 4%

*Percent Daily Values are based on a 2,000 calorie diet. Your daily values may be higher or lower depending on your calorie needs:

	Calories:	2,000	2,500
Total Fat	Less than	65g	80g
Sat Fat	Less than	20g	25g
Cholesterol	Less than	300mg	300mg
Sodium	Less than	2,400mg	2,400mg
Total Carbohydrate		300g	375g
Dietary Fiber		25g	30g

Calories per gram:
Fat 9 • Carbohydrate 4 • Protein 4

*Comparisons per 1oz serving

Other Leading Brands of Potato Chips	Solea Olive Oil Potato Chips
10g Fat per Serving	6g Fat per Serving

INGREDIENTS: RUSSET POTATOES, OLIVE OIL AND SAFFLOWER AND/OR SUNFLOWER OIL, GARLIC AND SEA SALT.
DISTRIBUTED BY GOOD HEALTH NATURAL FOODS, INC. NORTHPORT, NY 11768. MADE IN USA.
© COPYRIGHT 2005 GOOD HEALTH NATURAL FOODS, INC.
www.goodhealthnaturalfoods.com

7 55355 00709 8

栄養表示
１単位　28 g
１袋　５単位
１単位当たりの量
130 カロリー、脂質から 50 カロリー

	１日量に対する％
総脂肪　６ g	９％
飽和脂肪酸　１ g	５％
トランス脂肪　０ g ←	
コレステロール　０ mg	０％
食塩　70mg	３％
総炭水化物　17 g	６％
食物繊維　２ g	８％
砂糖　０ g	
タンパク質　２ g	

第六章　「疑惑のメタボ健診」の実態

とどまるところを知らない産官学の癒着《ゆちゃく》

インフルエンザの治療薬であるタミフルを巡る問題はよく知られています。インフルエンザに罹患《りかん》した子どもに異常行動が起こり、飛び降りなどによる死亡事故が多発した現象にタミフルが関係しているかどうかが議論されています。厚労省の委員会では、タミフルは関係していないと結論づけていました。

しかし、その委員長である横田俊平《よこたしゅんぺい》氏（横浜市立大学医学部）にタミフルの発売元である中外製薬から6年間で1000万円の寄付金が提供されていたことが判明したのです（日経新聞、2007年3月14日朝刊）。その後、他の委員2人にも発覚し、メディアの批判を受けて、3人は委員を解任されました。これが日本で初めて「利益相反《りえきそうはん》」が取り上げられた事件でした。

実は「利益相反」は医学界で蔓延《まんえん》しており、海外で「conflicts of interest」と言われています。2004年8月1日のワシントンポストで、7月13日に米国のコレステロール治療ガイドラインの基準を下げる発表をした委員会（NCEP ATP III）の9人の委員うち6人が、コレステロール低下薬であるスタチン製薬企業の5社から研究費、謝礼、コンサルティング費を受け取っており、まったくお金のつながりのなかった委員は1人だけだと報じられました。

この新しい基準により米国で100万人が高いスタチンを飲まされることになったのです。また、委員の多くが所属するアメリカ心臓学会（AHA）が新しいガイドラインが出された翌年の2002年に200万ドル（約2億円）を、アメリカ心臓病学会（ACC）が過去10年間に1100万ドル（約11億円）を、製薬メーカーから受け取っていたことも報じられました。

この詳しい経緯については、レイ・モイニハン他著の「怖くて飲めない！　ヴィレッジブックス、2006」に書かれています。NCEP　ATP　Ⅱガイドラインのときにはコレステロール低下薬の対象者数が全米で300万人でしたが、2001年のNCEP　ATP　Ⅲガイドラインにより、3600万人に引き上げられました。この改訂をした委員14人のうち、委員長を含む5人はスタチンメーカーと金銭的につながっていました。2004年のNCEP　ATP　Ⅲ改訂により対象者数は4000万人以上となりましたが、ワシントンポストが報じた状況が起こっていたのです。

この本によると9人の委員のうち、8人が大製薬会社（ファイザー、メルク、ブリストル・マイヤーズスクイブ、ノバルティス、バイエルン、アボット、アストラゼネカ、グラクソ・スミスクライン）から報酬を得て、講演、コンサルティング、研究を行なっていました。多くは4社以上と契約しており、10社から報酬を受け取っていた者もいました。

このように医師が自分の利益のために患者を犠牲にするような行為が「conflicts of interest」と名付けられました。その後、欧米ではガイドラインを決める委員会の委員は、製薬企業などとの金銭的関係について情報開示が義務づけられることとなりました。欧米の医学雑誌でも、論文を掲載する際に、各著者の「conflicts of interest」が要求されるようになりました。しかし、日本ではいまだに厚労省の委員の「利益相反」は開示されておらず、医学雑誌でも各著者の「利益相反」は掲載されていません。

このように問題となった米国の基準より、さらに厳しい基準が日本で設定されています。日本で、総コレステロールの基準が下げられることにより、閉経後の女性の半数がコレステロール低下薬の対象者となり、その年間売上高は3000億円に達しました。コレステロールの基準を定めている日本動脈硬化学会の理事長を務めた松澤佑《まつざわゆう》次《じ》氏が、2003年度まで教授をしていた大阪大学医学部第二内科（現在の大阪大学大学院医学系研究科分子制御内科）に対する奨学寄付金について、情報開示により調査したところ、2000年度から2005年度6年間の合計額は8億3808万円と、驚くべき金額でした。

そのほとんどは製薬企業からの寄付金でした（大櫛陽一：メタボの罠、角川SSC新書、2007）。特に、日本で最も売上の多いコレステロール低下薬（メバロチン）を製造・販売していた三共（現在の第一三共）が1億1600万円とずば抜けて多かったのです。

国立大学や公立大学が独立行政法人化され、毎年1%ずつ補助金が削減されつつあります。1%というとわずかのようですが、人件費などのように削減が難しく自然増の部分もあるので、研究費などへのしわ寄せが多く、このため外部資金の獲得に血眼になっているのです。医学部では製薬企業からの資金援助は大きな頼りとなっています。このような現状から、製薬企業と大学との癒着の構図はさらに進むでしょう。

厚労省から製薬企業への天下り

日本では医療費抑制策がとられています。この担当部局は厚労省なのですが、主導しているのは財務省です。厚労省の予算は財務省により決められるので、財務省の言うことを聞いている振りをしているからなのです。医療費は厚労省の権益ですから、本当に減らそうと思っているハズはありません。タミフル問題のときも、厚労省ＯＢが販売会社の中外製薬に天下っていたことが報道されました。

実は、製薬企業の集合体である日本製薬団体連合会の代々の理事長ポストは、厚労省のキャリアの天下り先なのです（シルバー新報、２００７年６月８日号）。国内の医薬品メーカー上位30社のうち、厚労省と国立病院機構の出身者が天下りして在籍しているのが、２００７年12月現在で18社27人であることも分かりました（メディアファックス、２００８年５月30日）。厚労省は医療費削減を口にしていますが、本音のところは製薬企業の利益擁護を重視しているのです。

御用学者を作る構図

厚労省が持っている予算に「厚生労働科学研究費補助金」があります。年間400億円強が配分され、医学研究者にとっては重要な研究資金源です。この研究費の審査では、10点満点中、6点が行政加点となっています。

つまり、官僚が過半数の裁量を握っており、官僚の意図に沿った研究が採択されているわけです。私もこのような構図を知らずに旧厚生省の研究費を受けていた時期がありました。平成7年度～13年度まで7年間、12テーマで8272万円の研究費補助金を受けていました。

地域医療や国際協力などをテーマにした研究ではシステム開発費や構築費、海外との通信費や交通費などが高額になるので若手の研究者にはありがたいし、国からの研究ということで学内でも評価されるのです。

しかし、よく考えてみると、この間は厚生省の委員会のメンバーになっていたし、G7における厚生省担当プロジェクトのために国際会議やワークショップにも出席していました。つまり、厚生省のお役に立っていたのです。そのこと自体が悪いわけではありませんが、厚労省批判などは考えたこともありませんでした。知らないうちに御用学者になっていたようです。

厚労省から埼玉県に出向していた埼玉県保健医療部長が、自らの部下を分担研究者として加え、架空取引で研究費を搾取して逮捕される事件もありました（日本経済新聞、2007年3月10日朝刊）。この事件が示すように、「厚生労働科学研究費補助金」は官僚の采配が大きいのです。厚労省には記者クラブというものがあり、研究班の成果がこの記者クラブを通じてよくメディアに流されます。

しかし、それらの研究テーマや結果については、厚労省の施策を先取りしたり、支援している場合があり、反対意見を封じる効果もあります。科学的な成果のようであっても、こうした国からの天下り情報には、知らないうちに政治的な偏りが含まれている可能性があるのです。

製薬企業の国際的な暗躍

最初に血圧の基準値を収縮期血圧／拡張期血圧が140／90mmHgに下げられたのは、1

999年のことで、そのガイドラインを作ったのが世界保健機関（WHO）です。その予算には加盟国が負担する通常予算（25％）と寄付（75％）があります。この寄付は大部分が製薬企業に依存しています。米国食品医薬品局（FDA）の医薬品関連の費用のうち50％以上が製薬企業からの資金です。欧州連合の規制局（EMEA）の場合は70％以上にのぼります。スウェーデンにいたっては100％、フランスは78％です。

日本の医薬品医療機器総合機構（PMDA）の場合は90％です（医薬ビジランスセンター：薬のチェックは命のチェック25号、91―101、2007）。FDAに関しては、別の本でも同様の指摘があります。この本では、WHOに圧力をかけた集団が「高血圧マフィア」と呼ばれていることも紹介しています（レイ・モイニハン他：怖くて飲めない！　ヴィレッジブックス、2006）。

私の著書『メタボの罠　「病人」にされる健康な人々』を読んで感想をいただいたサンフランシスコ在住の医師（Dr. Koichi R.Tajiri）も、「米国でロビー活動の最大勢力は製薬企業であり、軍需産業をはるかに上回ります」（2008年3月8日）と教えてくれました。

ロビー活動とは、企業が資金提供などを理由に議会周辺で議員に近づいて、企業に有利な施策の提案を誘導する活動です。米国では、政治資金の提供源として許された行為となっています。Dr.KR Tajiri は日本の特定健診は「medical mafia」の仕業に違いないと言ってきました。臨床医も、このように偏った情報に基づいて診療しているのが現状なのです。

医師を洗脳する製薬企業からのメッセージが、てんこ盛りの無料情報誌

大学の医学部に在籍していると、無料の医療情報誌が送られてきます。現在の医療は専門化が進みすぎています。米国国立医学図書館（NLM）がWEBやCD—ROMを提供している医学論文検索システムMEDLINEに掲載されている医学雑誌は約4000誌で、年間論文数は約40万件もあります。一人の医師が、こんなに多くの論文を読んで、理解して、診療に生かすことは不可能です。

日本で1年間に開催されている医学関係の国内全国大会は1400以上、これに国際学会、地方会、症例検討会、日本医師会生涯教育などを加えると数えきれません。

医師は専門分野については、オリジナルの論文を読んだり、学会に出かけて勉強できますが、専門外となると最新の医学知識についていくことは簡単ではありません。

現在、臨床で活躍している日本の医師は、医学部を卒業して医師免許を取ると、すぐに専門医療分野へ進んでいます。従って、医学雑誌を10誌読んでいても、3つの学会に参加していても、それ以外の分野については、医学部時代に習った古い知識に頼るか、無料情報誌を参考にするか、製薬企業から派遣されてくる医療情報担当者（MR）からの情報により、診療することになるのです。

無料情報誌は新しい情報を簡単にまとめて提供してくれるので、助かります。毎週1回送られてくるMedical Tribuneという無料の医学情報誌があります。ここに書かれた情報をヒントに、自分が関係している分野の論文を探すのには大変便利であり、私も必ず読んでいます。

しかし、あまりに製薬企業の広告が多いと思ったので、２００８年2月14日号に掲載されている広告を数えて驚きました。94ページの中に、血圧治療薬の広告が12件、脂質低下薬の広告が10件、その他の広告が14件載っていました。

ページ全体を占める広告が多いので、47ページと半数以上を占めていたのです。また、広告と一緒にその薬の効果についての対談が15ページありました。当然ではありますが、学術的な記事も薬剤の効果を示すものが多く、副作用やネガティブな記事は極めて少なかったのです。このように、医師は、専門外の領域について、無料情報誌を読んでいるうちに知らず知らずに洗脳されていることが多いのです。

医療情報担当者（ＭＲ）の仕事の建前は、医師に副作用の情報を含めて新しい医療情報を提供することです。しかし、ＭＲは各製薬企業の社員であり、現実は各企業の製品のＰＲが主たる業務です。日本版メタボリックシンドロームが発表されたときも、その基準を説明した資料に、ＭＲの会社で販売している降圧剤、脂質低下薬、糖尿病薬などをセットで配布していました。学会、研究会、勉強会では資金や労力の援助の相談役も務めています。

その代わりに、勉強会では、冒頭に製品の紹介をする時間を取っています。勉強会には多くのＭＲが駆けつけ、会場の準備、受付、演者や座長への謝金提供、食事の提供、タクシーの手配などをすることが慣例となっています。大きな学会や研究会は、製薬企業の金銭的援助なしには成り立たなくなっているのです。ランチョンセミナーというセッションでは、その会場に参加する会員に弁当が提供されます。発表内容の多くは、スポンサー会社の製品の効果を謳《うた》うものが大多数です。

私のところには医師からの相談も多いのですが、中には「血圧の基準が変わったので、私も高血圧に分類されるようになりました。降圧剤を飲んだ方がいいでしょうか？」といったものもあります。実際、医師で降圧剤を飲んでいる人は多いようです。

私が学会や講演会で「血圧は基準値以上でも少しぐらいは薬を飲まなくても大丈夫」というデータを示しても、「自分が飲んでいるので、患者に勧めることは医師として当然」と息巻く医師もいます。科学的な議論ができないという困った現状なのです。

無駄な医療をなくせば、必要な医療を救える

高脂血症の治療に使われている薬剤費はスタチンとフィブラートで年間２８４５億

円になっています（週刊東洋経済、２００８年7月19日号、46―47）。まず、スタチンの３分の２は女性に投与されており、欧米基準では不要となります。男性でも家族性高脂血症、心筋梗塞既往歴、糖尿病以外の人ではほぼ不要です。フィブラートも家族性高脂血症の人以外は不要です。従って、少なくとも9割は無駄なのです。無駄な薬剤費は少なくとも２５００億円となります。検査費用、診察費用なども不要となり、これらの費用を合わせると薬剤費の３・８倍となります（亀千保子ほか：日本衛生学雑誌、62、39―46、２００７）。結局、高脂血症に関して年間９５００億円が無駄な医療費と推計されるのです。

このように大きな金額になると実感が伴いませんが、現在起こっている医療経済上の問題と比較すると、その大きさが理解できます。厚労省は、高齢者の安住の地となっている長期療養型病床を現在の35万床から20万床に縮小するとしています。これにより削減される医療費はわずか年間１２００億円です（メディアファックス、２００８年8月6日）。

現在問題になっている勤務医補助金、医学部定員増、後期高齢者医療保険料の減額などの医療問題緊急対策として考えられている予算は約1000億円です。これ以外にも、従来から問題となっていた低所得者の無保険や受診自制、医療機関での未収金、リハビリの140日打切り、救命救急医不足、産科・小児科医不足、医療事故などの対策などの問題も、経済的支援により緩和されるでしょう。

このように健康な人を病人に仕立てて行なわれている無駄な医療は、必要な医療を圧迫しています。また、薬害発生の危険性も持っています。実は、このように無駄かつ危険な医療で最も規模の大きな医療は高血圧医療です。栄養状態が良くなり、昔のように血管が破れなくなって、高血圧の危険性は少なくなっています。

しかし、高血圧の診断基準値は次々と下げられ、最大血圧で180mmHg以上から130mmHg以上となりました。基準を下げれば患者が増え、降圧剤が売れる。無駄な高血圧治療は年間1兆5000億円と推計されます。これについては、別の機会に詳しく述べたいと思います。

第七章　自分の体は自分で守ろう

健診結果の見方　～正しい理解には、男女別、年齢別の正常範囲が必要～

健診の結果には、各項目の検査結果と同時に、判定が付けられています。各項目ごとに正常範囲が書かれており、この範囲外であると要注意や要医療などのマークや数字も付けられています。しかし、正常範囲は性別と年齢により異なりますが、日本での健診判定では固定された正常範囲が使われている場合がほとんどです。

多くの検査項目では、中年男性の基準が使われています。肝機能検査であるＡＳＴ［ＧＯＴ］、ＡＬＴ［ＧＰＴ］、γＧＴＰや、糖尿病の検査である空腹時血糖値、ＨｂＡｌｃでは、女性は男性より、若い人は中年より、それぞれ正常範囲は低いのです。

このため特に、若い女性の早期異常が見逃されることが多く、肝臓病の専門医の間で「女性の肝臓病はタチが悪い（治りにくい）」と言われていますが、それは悪化してから専門医の診察を受けているからです。女性の糖尿病も増えてきています。

脂質検査である総コレステロール、ＬＤＬコレステロールや、血圧の値に関して、日本では20代の正常範囲が使われています。加齢に伴いコレステロールや血圧が上昇するのは正常な変化ですが、健診では加齢に伴って異常とされる率が増えていくことになります。これは無駄な医療の原因となっています。

米国では、コレステロールについて、男女別・年齢別のリスク得点が設定されており、この得点により薬物治療の開始や、生活習慣の目標値が設定されています。しかし、日本で男女別・年齢別の基準がされている診療ガイドラインや健診判定は多くありません。最も多くの項目に対して、男女別・年齢別の基準を示しているのは日本総合健診医学会です。脂質関係の項目については、付録1（197〜200ページ）に掲載しておきました。次のところに24の検査項目に関して、男女別・年齢別の正常範囲（基準範囲）が掲載されています。

インターネット　http://www.mi-tokai.com または、http://mi.med.u-tokai.ac.jp

本　大櫛陽一：『検査値と病気　間違いだらけの診断基準』、太田出版、２００６

論文　大櫛陽一他：年齢別基準との意義と地域および年次比較、総合健診、31（1）、95―105、２００４

正常範囲は、正常人の95％をカバーする範囲です。従って、正常人でも正常範囲から外れる人は5％います。また、性別・年齢別になっていない正常範囲を用いると、多くの人が正常範囲外となってしまいます。ですから、正常範囲外であっても大きく離れていなければ、すぐに治療が必要というわけではありません。生活習慣を見直して、運動不足、食事の不摂生、ストレス、寝不足などの点で気づくことがあれば改善してみるとよいでしょう。正常な人間には復元力が備わっているので、次の健診には正常範囲内に戻っていることも多いものです。重要なことは変化なのです。

正常範囲外であっても、正常範囲に向かう変化であったり、さらに悪い方向へ行かなければ様子をみるだけでよいでしょう。正常範囲から毎年離れていくようなら、精密検査をした方がよいと思います。精密検査には、画像検査、超音波検査、内視鏡検査、負荷試験などがあり、健診より高い精度で異常とその原因を発見できます。

薬の必要性をチェックしよう　～日本の臨床学会の基準はあてにならない～

脂質関係の薬を勧められたら、本当に必要かどうかをチェックすべきです。標準的な診断や治療法について、診療ガイドラインというものがあります。日本でも各臨床学会が作っていますが、閉鎖性、利益相反、科学性などに問題が多いものです。

欧米のガイドラインもこのような問題をかかえていますが、日本よりオープンであり、委員と製薬企業との金銭的関係も開示され、より多くの科学的結論に基づいています。米国のガイドラインは、政府により管理されており、インターネットで無料でみることができます。

http://www.guideline.gov/

私の妻の例で使い方を示しましょう。妻は市町村の健診で、高血圧と言われて降圧剤を飲んでいました。翌年の健診で、総コレステロール値が255㎎/㎗で高いとして、コレステロール低下薬の服用も勧められました（当時58歳）。ＨＤＬは67㎎/㎗、中性脂肪は78㎎/㎗、収縮期血圧140㎜Hgでした。

第二章でも書いたとおり、そもそも欧米では女性にコレステロール低下薬を処方していませんが、一応確認してみましょう。

1）インターネットブラウザでhttp://www.guideline.gov/にアクセスします。

2）「Search」に「cholesterol」と入力して「Search」（ボタン）をクリックします。

3）多くのガイドラインが表示されますが、Federal Government Agency [U.S]（連邦政府局）を探してください。

画面では、(1) Third report of the National Cholesterol Education Program（NCEP）…（Adult Treatment Panel Ⅲ）… (2) Implications of recent … を選択し、クリックしてください。

4）一番下の方に、患者向けの「PATIENT RESOURCES」があります。その中に10年心筋梗塞発症率計算ツール「Risk Assessment Tool for Estimating 10-year Risk of Developing Hard CHD」があります。「NHLBI Web site」（青色下線文字）をクリックしてみましょう。

年齢、性別、総コレステロール、ＨＤＬ―Ｃ、喫煙の有無、収縮期血圧、血圧低下薬の使用を入力すると、10年以内に心筋梗塞が発症する可能性（％）が計算されて表示されます。付録2でもほぼ同じ結果がえられます。

難しいかもしれませんので、次のページの「米国のコレステロール治療ガイドライン検索例」の手順に従ってやってみてください。

米国のコレステロール治療ガイドライン検索例

1．ホームページの立ち上げと検索条件の入力をしてください。

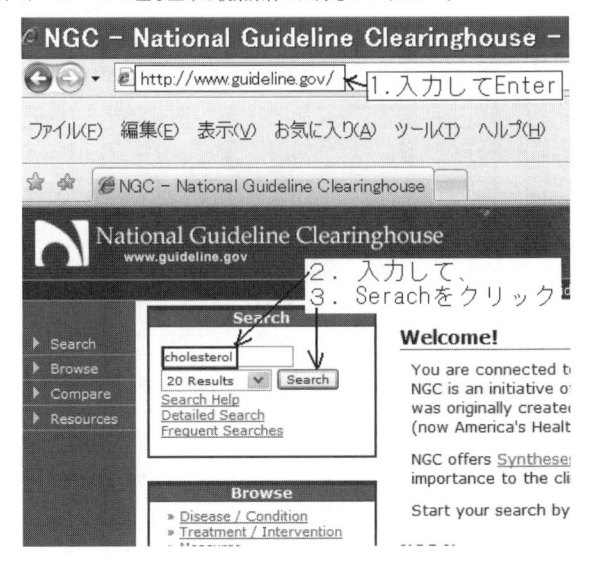

2．Federal Government Agency [U.S.] を探してください。

コレステロール治療ガイドラインの最新版は、画面にある下記のものです。水色の下線をクリックすると、内容が表示されます。

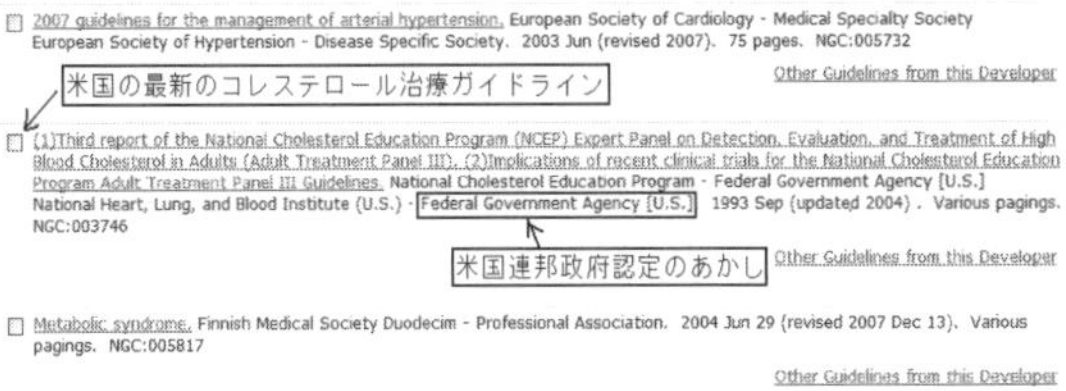

3．ガイドラインの初めに、下記の概要（Brief Summary）が表示されます。

Brief Summary

Take the NGC User Survey Go

GUIDELINE TITLE

(1)Third report of the National Cholesterol Education Program (NCEP) Expert Panel on Detection, Evaluation, and Treatment of High Blood Cholesterol in Adults (Adult Treatment Panel III). (2)Implications of recent clinical trials for the National Cholesterol Education Program Adult Treatment Panel III Guidelines.

BIBLIOGRAPHIC SOURCE(S)

Grundy SM, Cleeman JI, Merz CN, Brewer HB Jr, Clark LT, Hunninghake DB, Pasternak RC, Smith SC Jr, Stone NJ. Implications of recent clinical trials for the National Cholesterol Education Program Adult Treatment Panel III guidelines. Circulation 2004 Jul 13;110(2):227-39. [45 references]
PubMed

National Heart, Lung, and Blood Institute, National Institutes of Health, US Department of Health and Human Services. Third report of the National Cholesterol Education Program (NCEP) Expert Panel on Detection, Evaluation, and Treatment of High Blood Cholesterol in Adults (Adult Treatment Panel III). Bethesda (MD): U.S. Department of Health and Human Services, Public Health Service, National Institutes of Health, National Heart, Lung and Blood Institute; 2001 May. Various p. [1274 references]

GUIDELINE STATUS

2001 Guideline

This is the current release of the guideline. This guideline updates a previously released version: Second report of the Expert Panel on Detection, Evaluation, and Treatment of High Blood Cholesterol in Adults (Adult Treatment Panel II). Bethesda (MD): U.S. Department of Health and Human Services, Public Health Service, National Institutes of Health, National Heart, Lung and Blood Institute; 1993 Sep. 180 p.

2004 Update

This version of the guideline updates selected recommendations presented in the 2001 version of the guideline: National Heart, Lung, and Blood Institute, National Institutes of Health, US Department of Health and Human Services. Third report of the National Cholesterol Education Program (NCEP) Expert Panel on Detection, Evaluation, and Treatment of High Blood Cholesterol in Adults (Adult Treatment Panel III). Bethesda (MD): U.S. Department of Health and Human Services, Public Health Service, National Institutes of Health, National Heart, Lung and Blood Institute; 2001 May. Various p.

4．この一番下の方になりますが、患者用のお役立ち道具（PATIENT RESOURCES）があります。
10年間の心筋梗塞発症率予測をする道具は、下記の枠の中です。
NHLBI Web siteをクリックすると、新しい画面が表示されて動き出します。

PATIENT RESOURCES

The following are available:

- High blood cholesterol. What you need to know. U.S. Department of Health and Human Services, Public Health Service, National Institutes of Health, National Heart, Lung and Blood Institute, 2001 May. 6 p. Available from the National Heart, Lung and Blood Institute (NHLBI) Web site. See the related QualityTool summary on the Health Care Innovations Exchange Web site.
- Risk assessment tool for estimating your 10-year risk of having a heart attack. U.S. Department of Health and Human Services, Public Health Service, National Institutes of Health, National Heart, Lung and Blood Institute, 2001. Available from the NHLBI Web site. See the related QualityTool summary on the Health Care Innovations Exchange Web site.
- Risk assessment tool for estimating 10-year risk of developing hard coronary heart disease (myocardial infarction and coronary death). U.S. Department of Health and Human Services, Public Health Service, National Institutes of Health, National Heart, Lung and Blood Institute, 2004. Available from the NHLBI Web site. See the related QualityTool summary on the Health Care Innovations Exchange Web site.
- National Cholesterol Education Program "Live Healthier, Live Longer" Web site, based on the new Adult Treatment Panel (ATP) III guidelines. See the related QualityTool summary on the Health Care Innovations Exchange Web site.
- Protect your heart … able in Spanish). National Institutes of Health, National Heart, Lung and Blood Institute, 1996. Available from … d QualityTool summary on the Health Care Innovations Exchange Web site.
- Cholesterol-lowering … eart, Lung and Blood Institute, 2004. Available from the National Heart, Lung and Blood Institute (NHLBI) Web site. See the related QualityTool summary on the Health Care Innovations Exchange Web site.
- National Heart, Lung, and Blood Institute: high blood cholesterol, 2006 Feb. Available from the National Heart, Lung and Blood Institute (NHLBI) Web site. See the related QualityTool summary on the Health Care Innovations Exchange Web site.

ここをクリックする

5．下記のように、個人のデータを入力して下さい。

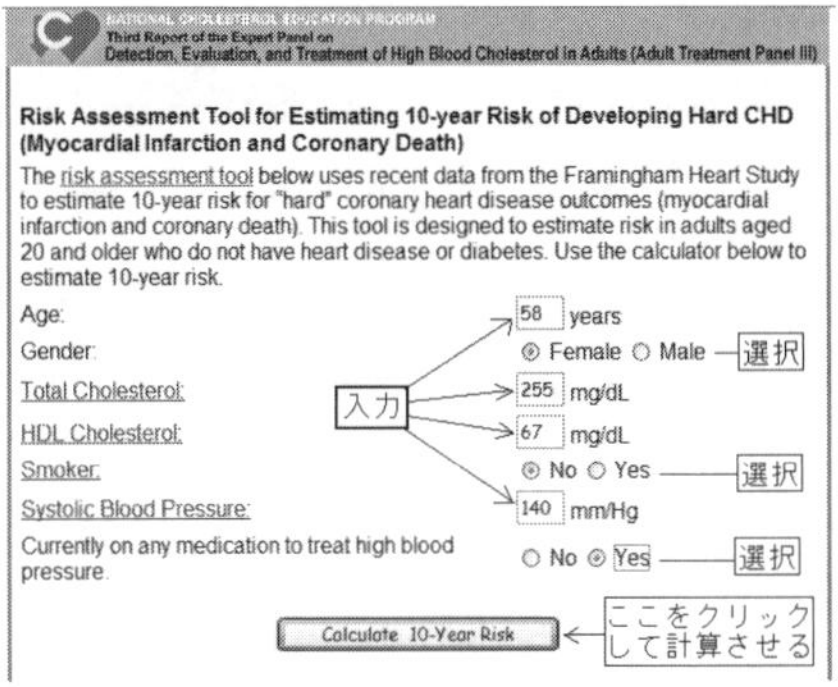

6．下記のように、計算結果が表示されます。

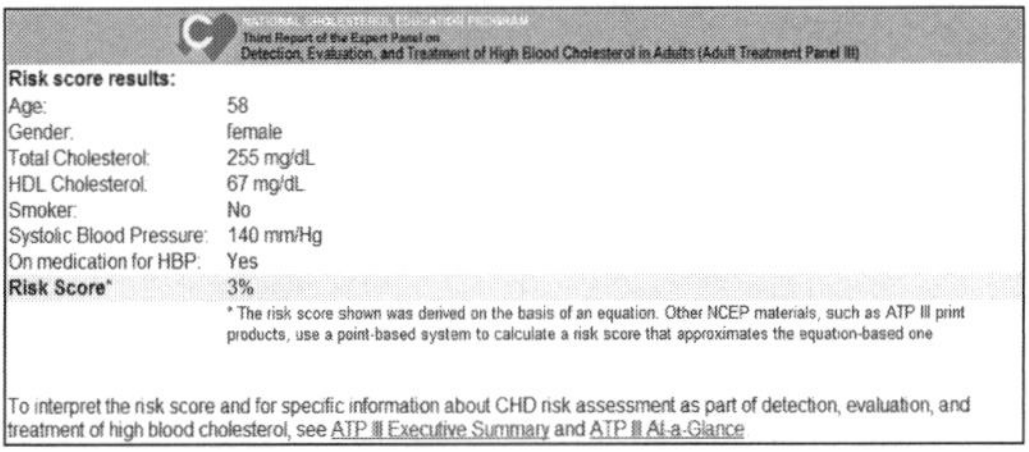

＊リスク得点（Risk Score）が、10年以内に心筋梗塞を発症する危険性を示しています。

日本人は、この％を3分の1にして使って下さい。

＊10％未満は低リスク者、20％未満は中リスク者、20％以上は高リスク者とされています。

＊それぞれのコレステロール治療方法は、このガイドライン中央の表4（Table 4）に載っています。

但し、その後の研究で、女性で治療の必要は無いとされています。

リスク区分	薬物治療も検討 LDL(総コレステロール)	生活習慣改善を検討 LDL(総コレステロール)
低リスク者	190（271）mg/dl以上	160（243）mg/dl以上
中リスク者	160（243）mg/dl以上	130（214）mg/dl以上
高リスク者	130（214）mg/dl以上	100（185）mg/dl以上

米国の心筋梗塞発症率計算ツール（著者の妻の検索結果）

NATIONAL CHOLESTEROL EDUCATION PROGRAM
Third Report of the Expert Panel on
Detection, Evaluation, and Treatment of High Blood Cholesterol in Adults (Adult Treatment Panel III)

Risk Assessment Tool for Estimating 10-year Risk of Developing Hard CHD (Myocardial Infarction and Coronary Death)

The risk assessment tool below uses recent data from the Framingham Heart Study to estimate 10-year risk for "hard" coronary heart disease outcomes (myocardial infarction and coronary death). This tool is designed to estimate risk in adults aged 20 and older who do not have heart disease or diabetes. Use the calculator below to estimate 10-year risk.

Age:	58 years
Gender:	⊙ Female ○ Male
Total Cholesterol:	255 mg/dL
HDL Cholesterol:	67 mg/dL
Smoker:	⊙ No ○ Yes
Systolic Blood Pressure:	140 mm/Hg
Currently on any medication to treat high blood pressure.	○ No ⊙ Yes

Calculate 10-Year Risk

Risk score results:

Age:	58
Gender:	female
Total Cholesterol:	255 mg/dL
HDL Cholesterol:	67 mg/dL
Smoker:	No
Systolic Blood Pressure:	140 mm/Hg
On medication for HBP:	Yes
Risk Score*	3%

私の妻の場合は、188ページの図に示されたように、10年以内の発症率（Risk Score）は3％と表示され、10％未満は低リスクであるからまったく問題ありません。実は、日本人の心筋梗塞発症率は米国人の3分の1ということを考えると発症率は1％となります。

心筋梗塞の既往歴や糖尿病もないため、血管の炎症の危険性もありません。親族で若いときに心筋梗塞を起こした人はおらず、HDLが高いので家族性高脂血症の可能性も否定されます。コレステロール低下薬の副作用が10％前後あり、重篤な副作用や相互作用があることを考えるとコレステロール低下薬の服用は必要のないことが再確認されました。その後、降圧剤からの離脱にも成功しました。

薬との付き合い方　～薬は異物なので必ず副作用があるものと注意すべき～

薬は、副作用以上の効果を必要とする場合以外に飲むべきではありません。薬を飲む前に、まず副作用を調べてみましょう。医師は、薬の効能を説明してくれますが、副作用については、あまり説明をしません。処方薬局でも、処方料や医薬品情報提供料を取っているので飲み方の説明は丁寧ですが、個々の薬の副作用については具体的な説明が少ないのです。薬を飲む前に、自分で副作用を調べておく必要があります。

副作用を知っていると、体の変化に敏感になりますが、知らないと副作用が現れても気づかないことが多くなります。副作用に気づかずに薬を飲み続けると、命とりになることもあります。市販の風邪薬でも、尿が出なくなる（閉尿）、血圧が上がるなど、時に危険となる副作用もあります。

最も正確な情報は、医薬品添付文書に記載されています。手順は次のとおりです。

1）インターネットブラウザで、http://www.info.pmda.go.jp/ にアクセスします。

2）「医療用医薬品添付文書情報」（ボタン）をクリックします。

3）「医療用医薬品の添付文書情報（検索ページ）」（青色の下線付き文字）をクリックします。

4）「一般名・販売名」に、もらった薬の名前を入れて「検索実行」（ボタン）をクリックします。

5）検索結果に表示された「薬品名」（青色の下線付き文字）をクリックします。

添付文書が表示されます。画面の左下の「ダウンロード」のいずれかの形式をクリックして、自分のパソコンに保存することもできます。最初に、「禁忌《きんき》」や「原則禁忌」が表示されています。画面の左上の枠内にある「使用上の注意」を見て、自分が該当しないかチェックしておきましょう。「相互作用」もクリックして、他に飲んでいる薬が該当しないかどうか調べておきましょう。「副作用」もクリックして控えておきましょう。

ほとんどの薬には肝機能、腎機能、消化器、皮膚に対する副作用があります。肝機能障害があっても本人は気づかないので、薬を長期間服用するときは毎月肝機能検査をしてもらうように医師に伝えましょう。最近の新薬では副作用頻度が明記されるようになりました。しかし、その頻度は第3相といわれる臨床試験期間（半年～1年）に発症した副作用です。長期間にわたって薬剤を使用するときに発症する副作用は、ここで示された率×年数とみるとよいでしょう。

例えば、第3世代コレステロール低下薬であるリピトール錠（アトルバスタチン）の添付文書に書かれた副作用発症率は軽症も含めて8・7％です。しかし、5年間での重篤な有害事象は46・5％に達しています（Pedersen TR et al: JAMA, 294, 2437-3092, 2005）。

元のホームページの最初のページに戻り、「医療用医薬品添付文書情報」（ボタン）をクリックし、左欄にある「副作用が疑われる症例報告に関する情報」（青色の下線付き文字）をクリックすると、具体的な副作用の内容と件数を調べることができます。「平成16年度以降の報告（新掲載様式）」と「平成16年度以前の報告（旧掲載様式）」があります。平成16年度以前については、報告された副作用の7・2％しか開示されていませんでした。

厚労省は2006年1月末から、2004年4月以降の全報告例の公表に踏み切るとしていました（日本経済新聞、2006年1月31日夕刊）。しかし、逆に報告数は大きく減少しています。これは、製薬企業の報告先が厚労省から独立行政法人医薬品医療機器総合機構（PMDA）に代わったことが影響しているのです。いずれにしても、ここに掲載されている情報は製薬企業からの報告が中心であり、報告されているのは日本で起きている副作用の氷山の一角なのです。

減薬と断薬　～薬を止めるときは徐々に減らすようにしよう～

一度薬を飲み始めて、途中で止めると悪いということが言われていますが、そんなことはありません。薬は異物で、副作用がつきものですから、緊急事態が終わったら止める方がよいのです。

一生飲み続ける必要がある薬は、臓器移植後の免疫抑制剤、1型糖尿病のインスリン、家族性高脂血症のコレステロール低下薬など、手術や遺伝的要因により、正常な機能が生涯にわたって損なわれている場合のみです。脂質異常症や高血圧などの生活習慣病では、生活習慣が原因なので本来薬を飲む必要はないのです。

しかし、飲んでいる薬を急に止めてはいけません。リバウンドがあるからです。例えば、血圧を下げる薬を飲んでも、体が必要としている場合は元の血圧まで上昇してきます。この現象は「薬剤抵抗性」と呼ばれて、悪い現象のように言われていますが、そうではありません。薬で無理に血圧を下げると、脳などに必要な酸素や栄養が届かなくなるために、フラフラして、失神で倒れることもあります。

体は、このような危険を避けるために、頑張って血圧を上げます。この状態で薬を急に止めると、薬で下げられていた分だけ血圧が上昇してしまいます。これが薬を途中で止めた場合の問題点です。

まず、薬の量を少し減らしてみましょう。そうすると血圧が少し上昇します。しかし体が調整して、しばらくすると体が必要とする血圧まで下がってきます。安定したら、次にまた少し減らしてみましょう。このようにして、徐々に減薬を続けて、最終的に薬から解放されます。この減薬のためには、季節や体調のよいときを選ぶと良いでしょう。

例えば、血圧は寒くなると上がるので、冬の減薬は勧めません。春から暖かくなる頃が、減薬に適しています。中性脂肪やコレステロール低下薬の減薬も、年末や年度替わりは避けた方がよいでしょう。忘年会や歓送別会で食べる量が多くなるので、リバウンドが大きくなるからです。減薬をしている期間は、毎月検査をして、リバウンドのチェックをしましょう。

おわりに

コレステロールや中性脂肪に関する診断基準や治療目標は、日本だけが世界と異なる基準が使われており、明らかに間違った治療が横行しています。これだけインターネットが普及し、海外旅行が盛んになっているのに、日本には世界の正しい医療情報が届いていないのです。この原因は、英語の壁や医療の難解さがあるかと思われます。

しかし、もう一つの原因は、患者側にもあるかもしれません。「お任せ医療」や「薬好き」という長年の患者意識が、医療の問題を考える機会を少なくしているのでしょう。医療の専門化は留まることを知らず、医師といえども専門外の分野が増えており、専門外の医療については診療ガイドラインに頼らざるを得ない状況です。

日本における診療ガイドラインは、政府や外部のチェックを受けていないため、作っている学会の利益が優先されて、無駄かつ危険な医療の原因となっています。欧米では、これらのガイドラインを政府がチェックをして、患者にもインターネットにより無料で提供しています。

日本では、診療ガイドラインの入手が学会に加入している医師に限定されていたり、高額で販売されたりしています。つまり、患者の目の届かないところで使われているのです。最近の薬害、医療費や保険料の患者負担の高騰、医師不足などの問題が大きくなり、患者としても適切な医療に対する意識を持ち、声を上げる必要性が出てきています。

病気になると医師に診てもらえますが、副作用が起こると医師と対立しなければなりません。最近の高度医療や強力な薬剤では、副作用は避けられません。無駄な副作用を避ける確実な方法は、必要のない医療を避けることです。医療消費者と医療提供者の対立を避けて、相互に協力できる医療を維持するには、患者も医療内容を良く理解して、効果と副作用のバランスを考えて、治療の必要性や治療法を選択することです。

この本が、日本の医療改革のキッカケになることを祈っています。

付録1　日本人の男女別・5歳ごとの基準範囲

目標範囲：正常者の50%の人をカバーしている最適な範囲。
基準範囲：いわゆる正常範囲で、この範囲内なら少しの生活習慣の改善で目標範囲に戻ることができます。

総コレステロール（mg/dl）［酵素法］

男	年齢	目標範囲	基準範囲
	20 ～ 24	150 ～ 186	115 ～ 221
	25 ～ 29	159 ～ 198	122 ～ 235
	30 ～ 34	168 ～ 210	127 ～ 250
	35 ～ 39	175 ～ 218	135 ～ 258
	40 ～ 44	180 ～ 223	139 ～ 265
	45 ～ 49	183 ～ 226	142 ～ 267
	50 ～ 54	185 ～ 228	144 ～ 269
	55 ～ 59	185 ～ 228	144 ～ 269
	60 ～ 64	184 ～ 226	143 ～ 267
	65 ～ 69	183 ～ 225	143 ～ 265
	70 ～ 74	181 ～ 223	140 ～ 263
	75 ～ 79	176 ～ 218	137 ～ 258

女	年齢	目標範囲	基準範囲
	20 ～ 24	152 ～ 186	119 ～ 218
	25 ～ 29	155 ～ 190	121 ～ 224
	30 ～ 34	159 ～ 198	123 ～ 235
	35 ～ 39	166 ～ 204	131 ～ 239
	40 ～ 44	173 ～ 210	137 ～ 246
	45 ～ 49	180 ～ 221	141 ～ 261
	50 ～ 54	195 ～ 239	154 ～ 280
	55 ～ 59	202 ～ 245	161 ～ 286
	60 ～ 64	202 ～ 244	163 ～ 283
	65 ～ 69	201 ～ 242	162 ～ 281
	70 ～ 74	198 ～ 238	159 ～ 277
	75 ～ 79	192 ～ 236	150 ～ 278

LDL コレステロール（mg/dl）［直接法］

男	年齢	目標範囲	基準範囲
	20 ～ 24	82 ～ 114	52 ～ 144
	25 ～ 29	89 ～ 123	58 ～ 155
	30 ～ 34	95 ～ 133	59 ～ 170
	35 ～ 39	100 ～ 139	63 ～ 176
	40 ～ 44	103 ～ 143	65 ～ 181
	45 ～ 49	105 ～ 145	67 ～ 183
	50 ～ 54	106 ～ 146	67 ～ 185
	55 ～ 59	107 ～ 147	68 ～ 186
	60 ～ 64	108 ～ 146	72 ～ 183
	65 ～ 69	107 ～ 145	72 ～ 180
	70 ～ 74	106 ～ 143	71 ～ 178
	75 ～ 79	106 ～ 141	73 ～ 174

女	年齢	目標範囲	基準範囲
	20 ～ 24	76 ～ 108	46 ～ 138
	25 ～ 29	78 ～ 107	50 ～ 135
	30 ～ 34	80 ～ 111	50 ～ 141
	35 ～ 39	85 ～ 115	57 ～ 144
	40 ～ 44	90 ～ 124	57 ～ 157
	45 ～ 49	98 ～ 135	62 ～ 171
	50 ～ 54	109 ～ 148	72 ～ 186
	55 ～ 59	117 ～ 155	80 ～ 192
	60 ～ 64	118 ～ 156	82 ～ 192
	65 ～ 69	117 ～ 155	81 ～ 191
	70 ～ 74	114 ～ 155	76 ～ 194
	75 ～ 79	113 ～ 155	74 ～ 194

HDL コレステロール（mg/dl）［第1化学］

男	年齢	目標範囲	基準範囲
	20 ～ 24	47 ～ 63	32 ～ 78
	25 ～ 29	46 ～ 62	31 ～ 77
	30 ～ 34	44 ～ 62	27 ～ 79
	35 ～ 39	45 ～ 60	31 ～ 74
	40 ～ 44	45 ～ 62	28 ～ 79
	45 ～ 49	46 ～ 61	32 ～ 75
	50 ～ 54	46 ～ 62	31 ～ 77
	55 ～ 59	45 ～ 65	27 ～ 84
	60 ～ 64	45 ～ 66	26 ～ 85
	65 ～ 69	46 ～ 64	29 ～ 81
	70 ～ 74	48 ～ 65	31 ～ 82
	75 ～ 79	47 ～ 70	25 ～ 91

女	年齢	目標範囲	基準範囲
	20 ～ 24	58 ～ 75	41 ～ 92
	25 ～ 29	60 ～ 79	42 ～ 97
	30 ～ 34	61 ～ 79	43 ～ 97
	35 ～ 39	61 ～ 81	42 ～ 99
	40 ～ 44	61 ～ 82	42 ～ 101
	45 ～ 49	60 ～ 82	40 ～ 103
	50 ～ 54	57 ～ 83	33 ～ 107
	55 ～ 59	57 ～ 82	34 ～ 105
	60 ～ 64	56 ～ 77	35 ～ 98
	65 ～ 69	55 ～ 78	34 ～ 99
	70 ～ 74	52 ～ 77	27 ～ 102
	75 ～ 79	54 ～ 78	31 ～ 101

中性脂肪（mg/dl）［酵素法］

男	年齢	目標範囲	基準範囲
	20 ～ 24	50 ～ 82	19 ～ 113
	25 ～ 29	55 ～ 87	23 ～ 119
	30 ～ 34	59 ～ 95	25 ～ 129
	35 ～ 39	62 ～ 113	14 ～ 162
	40 ～ 44	65 ～ 120	13 ～ 172
	45 ～ 49	68 ～ 133	7 ～ 194
	50 ～ 54	63 ～ 123	6 ～ 180
	55 ～ 59	60 ～ 121	1 ～ 179
	60 ～ 64	67 ～ 116	20 ～ 163
	65 ～ 69	66 ～ 114	19 ～ 161
	70 ～ 74	64 ～ 114	16 ～ 162
	75 ～ 79	65 ～ 101	30 ～ 135

女	年齢	目標範囲	基準範囲
	20 ～ 24	34 ～ 65	6 ～ 94
	25 ～ 29	37 ～ 61	15 ～ 83
	30 ～ 34	41 ～ 62	21 ～ 83
	35 ～ 39	41 ～ 67	16 ～ 91
	40 ～ 44	44 ～ 70	18 ～ 96
	45 ～ 49	46 ～ 74	19 ～ 101
	50 ～ 54	53 ～ 81	26 ～ 108
	55 ～ 59	53 ～ 97	12 ～ 138
	60 ～ 64	60 ～ 98	24 ～ 134
	65 ～ 69	55 ～ 108	4 ～ 159
	70 ～ 74	67 ～ 113	23 ～ 157
	75 ～ 79	66 ～ 118	15 ～ 169

付録2　10年以内に心筋梗塞が発症する確率の予測（フラミンガム得点2001年版）

この表により、個人ごとの10年間での狭心症を含まない重度冠動脈疾患の発症率が予測できます（http://hp2010.nhlbihin.net/atpiii/calculator.asp?usertype=prof）。ステップ1からステップ5までの表で自分にあてはまる得点の合計を201ページの表で確認してください。性別や年齢は変えられませんが、生活改善により脂質、血圧、喫煙などが変化されるとどうなるかも計算してみてください。

得点は、以下のステップ1〜5の合計得点です。

ステップ1

年　齢	男	女
20〜34歳	−9	−7
35〜39歳	−4	−3
40〜44歳	0	0
45〜49歳	3	3
50〜54歳	6	6
55〜59歳	8	8
60〜64歳	10	10
65〜69歳	11	12
70〜74歳	12	14
75〜79歳	13	16

ステップ2

男

総コレステロール	20〜39歳	40〜49歳	50〜59歳	60〜69歳	70〜79歳
160未満	0	0	0	0	0
160〜199	4	3	2	1	0
200〜239	7	5	3	1	0
240〜279	9	6	4	2	1
280以上	11	8	5	3	1

女

総コレステロール	20〜39歳	40〜49歳	50〜59歳	60〜69歳	70〜79歳
160未満	0	0	0	0	0
160〜199	4	3	2	1	1
200〜239	8	6	4	2	1
240〜279	11	8	5	3	2
280以上	13	10	7	4	2

総コレステロール=LDL+HDL+0.2×中性脂肪

ステップ3

HDL-C	男	女
60 以上	-1	-1
50-59	0	0
40-49	1	1
40 未満	2	2

ステップ4

男

	20-39 歳	40-49 歳	50-59 歳	60-69 歳	70-79 歳
非喫煙者	0	0	0	0	0
喫煙者	8	5	3	1	1

女

	20-39 歳	40-49 歳	50-59 歳	60-69 歳	70-79 歳
非喫煙者	0	0	0	0	0
喫煙者	9	7	4	2	1

ステップ5

男

収縮期血圧	非治療中	治療中
120 未満	0	0
120-129	0	1
130-139	1	2
140-159	1	2
160 以上	2	3

女

収縮期血圧	非治療中	治療中
120 未満	0	0
120-129	1	3
130-139	2	4
140-159	3	5
160 以上	4	6

10年リスク（米国人：心筋梗塞、冠動脈疾患死亡の発症率予測）

得点合計から、次の表により10年間重度冠動脈疾患発症率（%）の予測値が計算されます。

日本人での発症率（%）は米国人の約1/3です。

合計得点	米国男	米国女
0未満	1%未満	1%未満
0	1%	1%未満
1	1%	1%未満
2	1%	1%未満
3	1%	1%未満
4	1%	1%未満
5	2%	1%未満
6	2%	1%未満
7	3%	1%未満
8	4%	1%未満
9	5%	1%
10	6%	1%
11	8%	1%
12	10%	1%
13	12%	2%
14	16%	2%
15	20%	3%
16	25%	4%
17	30%以上	5%
18	30%以上	6%
19	30%以上	8%
20	30%以上	11%
21	30%以上	14%
22	30%以上	17%
23	30%以上	22%
24	30%以上	27%
25以上	30%以上	30%以上

0～9%　：低リスク
10～19%：中リスク
20%以上：高リスク

切りとり線

★読者のみなさまにお願い

この本をお読みになって、どんな感想をお持ちでしょうか。祥伝社のホームページから書評をお送りいただけたら、ありがたく存じます。今後の企画の参考にさせていただきます。また、次ページの原稿用紙を切り取り、左記まで郵送していただいても結構です。

お寄せいただいた書評は、ご了解のうえ新聞・雑誌などを通じて紹介させていただくこともあります。採用の場合は、特製図書カードを差しあげます。

なお、ご記入いただいたお名前、ご住所、ご連絡先等は、書評紹介の事前了解、謝礼のお届け以外の目的で利用することはありません。また、それらの情報を6カ月を越えて保管することもありません。

〒101-8701（お手紙は郵便番号だけで届きます）
祥伝社　新書編集部
電話03（3265）2310
祥伝社ブックレビュー　www.shodensha.co.jp/bookreview

★本書の購買動機（媒体名、あるいは○をつけてください）

＿＿＿＿新聞の広告を見て	＿＿＿＿誌の広告を見て	＿＿＿＿の書評を見て	＿＿＿＿のWebを見て	書店で見かけて	知人のすすめで

★100字書評……コレステロールと中性脂肪で、薬は飲むな

名前

住所

年齢

職業

大櫛陽一　おおぐし・よういち

1971年、大阪大学大学院工学研究科修了。大阪府立羽曳野病院、大阪府立成人病センター、大阪府立母子センター、大阪府立病院などを経て、88年より東海大学医学部教授。2004年、日本総合健診医学会シンポジウムで、全国約70万人の健診結果から、日本初の男女別・年齢別基準範囲を発表。著書に『検査値と病気　間違いだらけの診断基準』(太田出版)、『メタボの罠』(角川 SSC 新書)、『「ちょいメタ」でも大丈夫』(PHP 研究所) などがある。

コレステロールと中性脂肪《ちゅうせいしぼう》で、薬《くすり》は飲《の》むな

大櫛陽一《おおぐしよういち》

2008年11月５日　初版第１刷発行
2025年２月10日　　第５刷発行

発行者……………辻 浩明
発行所……………祥伝社しょうでんしゃ
〒101-8701　東京都千代田区神田神保町3-3
電話　03(3265)2081(販売)
電話　03(3265)2310(編集)
電話　03(3265)3622(製作)
ホームページ　www.shodensha.co.jp

装丁者……………盛川和洋
印刷所……………萩原印刷
製本所……………ナショナル製本

Printed in Japan　ISBN978-4-396-11131-1　C0247